イザというときにあわてない！

介護職のための医学知識とケアのポイント

Medical knowledge and point of care for Care Workers

関 弘子
Hiroko Seki

日本実業出版社

はじめに

　私は、臨床と教育の現場で長年にわたり高齢者ケアに携わってきました。その年月を振り返ると、介護福祉士の誕生や介護保険制度の創設など、高齢者ケアを取り巻く環境は大きく変化してきました。近年、入院期間の短縮と在宅医療・介護の推進により、介護現場に医療依存度の高い利用者が増えてきていることも大きな変化の一つだと思います。

　私が看護師になったころは、治療が終わって退院できる状態になっても自宅での介護がむずかしいという理由で入院生活を送っている高齢患者が大勢いました。いわゆる「社会的入院」と呼ばれる状態です。一般的に状態が安定している高齢者のケアは簡単そうだと思われますが、ケアを通じて高齢患者のちょっとした変化に気づき、適切に対応しないと生命に関わる事態につながるということを身をもって経験してきました。経験が浅かったころの私は、夜勤のたびに「誰も急変しませんように」「何事もなく朝がきますように」と心の中で思ったものでした。

　介護職の方から「医師や看護職がいない夜勤が不安だ」という相談を受けることがよくあります。医療に関する知識を学んできた看護師の私でも夜勤の不安と緊張がありましたから、医学に関する知識を学ぶ機会が少ない介護職のみなさんの不安や緊張は、とても大きいものだと思います。

　また、介護職の方から「看護職にどこまで相談していいのかわからない」「看護職の話す内容や言葉がわからない」という相談を受けることもよくあります。医療の現場では日常的に使っている言葉や基本的な知識であるために、看護職が無意識に使ってしまうのだと思われますが、看護職の一人として考えさせられることもたくさんあります。同時に、高齢者に多い疾病の基本的な知識や医療職がよく使っている専門用語を介護職のみなさんが知っておくと、医療職とのコミュニケーションが取りやすくなるのではないかとも思いました。このようなことから、介護職を対象とした医学知識に関する研修に取り組むようになり、本書を執筆する機会をいただきました。

上記のような思いから、介護職のみなさんが介護の場面でイザというときにあわてないために、高齢者に多い病気の原因と特徴、緊急時の対応、医療的ケア、感染症対策のポイントを1冊にまとめました。構成は以下のとおりです。

　　第1章　高齢者の特徴
　　第2章　高齢者に多い疾病とケアのポイント
　　第3章　緊急時の対応
　　第4章　医療的ケア
　　第5章　感染症対策

　本書では、どのような介護現場でもよく出くわす内容にしぼり、ケアの根拠を丁寧に解説することを心がけました。そして、これから介護職を目指す方や介護職になったばかりの方にもわかりやすい文章にし、イラストを多く用いました。また、医療職がよく使う専門用語の意味がわかるように、文中では注釈をつけて補足しました。ベテランの介護職の方には、ケアの必要性とその根拠について再確認ができるような内容になっています。
　今の介護現場で大切なことは、利用者の生活を支えるために、医療職と介護職がケアの目標を共有し、力を合わせてケアを行なうことだと思います。そのためには、「これは医療職がやること」「これは介護職がやること」ということではなく、一人ひとりの利用者が抱える問題に対して、それぞれの職種ができることを考えていくことが大切だと思っています。本書が、介護職と医療職とのよりよい協働の一助になれば幸いです。

　　2016年4月

　　　　　　　　　　　　　　　　　　　　　　　　　　　関　弘子

イザというときにあわてない！
介護職のための医学知識とケアのポイント

はじめに

第1章
高齢者の特徴を理解しよう

- 1-1 介護職が医学知識を学ぶ意味は？ ……………………… 10
- 1-2 加齢によって身体的・精神的機能は変化する ………… 12
- 1-3 身体的機能の低下❶
  体内水分量の変化（脱水の原因）………………………… 14
- 1-4 身体的機能の低下❷
  循環器系の変化 …………………………………………… 15
- 1-5 身体的機能の低下❸
  呼吸器系の変化 …………………………………………… 17
- 1-6 身体的機能の低下❹
  消化器系の変化 …………………………………………… 19
- 1-7 身体的機能の低下❺
  腎・泌尿器系の変化 ……………………………………… 24
- 1-8 身体的機能の低下❻
  感覚器系の変化 …………………………………………… 27
- 1-9 身体的機能の低下❼
  運動器系の変化 …………………………………………… 30
- 1-10 加齢による認知機能の変化と生活への影響 …………… 32
- 1-11 高齢者の疾病の特徴 ……………………………………… 35

第2章
高齢者に多い疾病の理解とケアのポイント

- 2-1 適切なケアを提供するために、疾病の基礎知識は必要 …… 38
- 2-2 脳血管疾患の特徴 ……………………………………… 39
- 2-3 パーキンソン病の特徴 ………………………………… 44
- 2-4 認知症の特徴 …………………………………………… 46
- 2-5 認知症の症状 …………………………………………… 47
- 2-6 認知症の種類と特徴 …………………………………… 50
- 2-7 認知症のケアの基本と予防 …………………………… 52
- 2-8 虚血性心疾患の特徴 …………………………………… 54
- 2-9 心不全の特徴 …………………………………………… 56
- 2-10 高血圧症の特徴 ………………………………………… 58
- 2-11 肺炎の特徴 ……………………………………………… 61
- 2-12 気管支喘息の特徴 ……………………………………… 64
- 2-13 慢性閉塞性肺疾患（COPD）の特徴 ………………… 65
- 2-14 糖尿病の特徴 …………………………………………… 67
- 2-15 骨粗鬆症の特徴 ………………………………………… 72
- 2-16 関節リウマチの特徴 …………………………………… 74
- 2-17 変形性関節症の特徴 …………………………………… 76
- 2-18 腰部脊柱管狭窄症の特徴 ……………………………… 78
- 2-19 うつ病の特徴 …………………………………………… 80

第3章
緊急時の対応を押さえよう

3-1	緊急時対応の知識はなぜ必要なのか？	82
3-2	バイタルサイン	85
3-3	緊急時対応の基本	90
3-4	救急車を要請する手順	91
3-5	一次救命処置のポイント	93
3-6	緊急時の体位の工夫	98
3-7	症状・状態別の対応	102
3-8	症状・状態別の対応❶ 意識障害のケース	103
3-9	症状・状態別の対応❷ 呼吸困難のケース	105
3-10	症状・状態別の対応❸ 頭痛のケース	106
3-11	症状・状態別の対応❹ 胸痛のケース	107
3-12	症状・状態別の対応❺ 腹痛のケース	108
3-13	症状・状態別の対応❻ 嘔吐のケース	109
3-14	症状・状態別の対応❼ 発熱のケース	110
3-15	症状・状態別の対応❽ 鼻血、吐血・喀血、下血のケース	111

3-16	症状・状態別の対応❾
	熱中症のケース ································· 113

3-17	高齢者に多い事故とその対応 ··············· 115

3-18	高齢者に多い事故とその対応❶
	転倒・転落のケース ···························· 116

3-19	高齢者に多い事故とその対応❷
	出血のケース ····································· 118

3-20	高齢者に多い事故とその対応❸
	骨折のケース ····································· 121

3-21	高齢者に多い事故とその対応❹
	誤嚥・窒息のケース ···························· 123

3-22	高齢者に多い事故とその対応❺
	やけど(熱傷)のケース ························ 126

3-23	高齢者に多い事故とその対応❻
	溺水のケース ····································· 129

第4章

医療的ケアのポイント

4-1	介護職が行なえる医行為とは？ ············ 132
4-2	体温測定 ·· 134
4-3	パルスオキシメーターの装着 ··············· 136
4-4	血圧測定の注意点 ······························· 138
4-5	切り傷、擦り傷の処置 ························ 139
4-6	軟膏の塗布 ··· 140
4-7	湿布の正しい貼り方 ···························· 142

4-8	点眼薬の点眼 ………………………………………… 144
4-9	鼻腔粘膜への薬剤噴霧の基本 ………………………… 146
4-10	一包化された内服薬の介助 …………………………… 147
4-11	坐薬の挿入 …………………………………………… 149
4-12	正しい浣腸の方法 …………………………………… 150
4-13	安全な爪切りのやり方 ……………………………… 152
4-14	口腔ケアのポイント ………………………………… 154
4-15	耳垢の除去の方法 …………………………………… 157
4-16	自己導尿の補助 ……………………………………… 159
4-17	ストマ装具の交換と排泄物の廃棄 …………………… 160
4-18	特定行為（喀痰吸引・経管栄養）の基本 …………… 163

第5章
感染症対策はこうする

5-1	感染症を発症する要因 ……………………………… 170
5-2	感染対策の原則と予防策 …………………………… 174
5-3	標準予防策の基本 …………………………………… 180
5-4	手袋とマスクの正しい使い方 ……………………… 185
5-5	嘔吐物・排泄物の処理のしかた …………………… 188
5-6	介護現場に多く見られる感染症とその対応❶ 食中毒 …………………………………………… 190
5-7	介護現場に多く見られる感染症とその対応❷ ノロウイルス（感染性胃腸炎） …………………… 192

5-8	介護現場に多く見られる感染症とその対応❸

腸管出血性大腸菌感染症（O157 など）·················· 194

5-9	介護現場に多く見られる感染症とその対応❹

疥癬··· 195

5-10	介護現場に多く見られる感染症とその対応❺

インフルエンザ ·· 197

5-11	介護現場に多く見られる感染症とその対応❻

MRSA（メチシリン耐性黄色ブドウ球菌）感染症 ·········· 199

5-12	介護現場に多く見られる感染症とその対応❼

結核··· 200

5-13	介護職自身の感染予防 ······································ 201

さくいん

主な参考文献・ウェブサイト

カバーデザイン／井上新八
カバー・本文イラスト／寺崎　愛
本文デザイン・DTP／初見弘一

第1章

高齢者の特徴を理解しよう

介護職が医学知識を学ぶ意味は？

　介護職が医学知識を学ぶことは、利用者にとっても介護職にとっても意味があります。介護職が医療的に関わるというわけではなく、利用者の自立支援や安全を守るという、介護職としての役割を果たすために役立つからです。医学知識を学ぶ意味は次の3点です。

🔲 より安全なケアを提供できる

　高齢者の「自立支援」に向けたケアの目標や方法は、利用者の病気や障害の程度をふまえて考える必要があります。そして、ケアをする際には、安全を確保するのが基本です。それには、「食事」「排泄」「移動」「清潔」などの介護技術の基本を習得し、利用者に応じて工夫することが求められます。

　利用者に応じた工夫をするためには、高齢者の身体的・精神的機能の特徴とともに、利用者の抱えている健康障害について理解することが必要になります。

🔲 介護事故を予防できる

　高齢者は、加齢や疾病によりさまざまな機能が低下しているため、ケアには多くのリスクがともないます。たとえば、嚥下機能に障害がある利用者の食事介助には誤嚥のリスク、運動機能に障害がある利用者のトイレ介助には転倒のリスクなどです。利用者が抱えている疾病や障害を把握し、日常生活を送るうえでどのようなリスクがあるのかを介護職が理解しておくことで、介護事故の予防につながります。

　なお、第4章で解説する「医療的ケア」が利用者の身体に与える影響はとても大きなものです。医療的ケアの方法には、利用者の安全を守る

ための医学的な根拠があります。医療的ケアが不適切だったために起こる事故を防ぐためにも、ケアに必要な人体のしくみや働きについて理解しておきましょう。

🏥 医療職とよりよい連携ができる

　介護サービスを利用する高齢者は、何かしらの病気や障害を抱えています。介護施設には医療職の人員配置が少ないため、介護職は生活を支えるだけでなく、健康を守る役割も担っています。介護職が利用者の体調の変化に気づき、医療職に報告・連絡・相談することで病気を早期発見できたり、悪化を予防できたりします。

　利用者によりよいケアを提供するために、介護職が医学的な知識を身につけることはとても大切なのです。医学知識を学ぶことによって、疾病や障害で必要な観察のポイントがわかるようになります。このポイントがわかることで、介護職は安心して利用者のケアができ、医療職との連携もよりスムーズになります。

●**介護職が医学知識を学ぶべき3つの理由**

1	2	3
より安全なケアを提供できる	介護事故を予防できる	医療職とよりよい連携ができる

第1章　高齢者の特徴を理解しよう

加齢によって身体的・精神的機能は変化する

身体的・精神的機能の低下がもたらすこと

「少し動いただけで疲れてしまう」「車いすに移動するのに時間がかかる」「何度説明しても覚えてくれない」など、利用者との関わりから感じることはたくさんあると思います。これらの利用者の言動は、その利用者の性格や個性ではなく、**加齢にともなう身体的・精神的機能の低下**によるものがほとんどです。

また、ベッドで過ごす時間が多い利用者が、「動きたくない」と言うことがよくあるでしょう。この言動は、「足の力が入らないから、ベッドから降りるのが大変で、動くのが面倒」「耳がよく聞こえないから、人と話をしていても楽しくない」「うまく話せないから、人とあまり会いたくない」など、ベッドで過ごす時間が多くなった身体的な要因と、それによる行動の困難さや気力の低下が関連しているのです。

利用者に適切なケアを行なうために、高齢者の身体的・精神的機能の特徴を理解することから始めましょう。

● 高齢者の身体的・精神的機能の変化が及ぼす生活への影響（例）

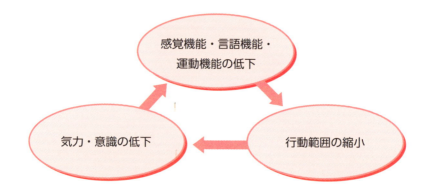

加齢と老化のちがい

多くの利用者と接していると、「同じ年齢なのに…」「同じ病気なのに…」「同じ障害なのに…」「同じような家族構成なのに…」と感じたことはありませんか。「同じ年齢」でも外見や体力、気力には大きな個人差があります。この個人差について整理しましょう。

「同じ年齢」というのは、同じだけの時間を経て年齢を重ねているということです。誰でも平等に、年を重ねていきます。これを「加齢」といいます。

一方、加齢にともなう身体的・精神的機能の低下を「老化」といいます。「老化」には、生理的老化と病的老化があります。「生理的老化」は、加齢にともなって誰にでも現われる生理的な機能低下のことです。そして、誰にでも必ず起こるわけではない変化で、環境因子や生活習慣などが加わって生理的老化が著しく進行して病的状態を引き起こす可能性のあるものを「病的老化」といいます。病的老化の例としては、動脈硬化、高血圧、骨粗鬆症などが挙げられます。

このように、老化のスピードは遺伝因子や生活習慣、環境・病気などに影響されるため、個人差が大きいのです。

●生理的老化と病的老化の特徴

生理的老化	加齢にともなう生理的な身体的・精神的機能の低下で、誰にでも現われる
病的老化	動脈硬化、高血圧、骨粗鬆症など、環境因子や生活習慣などが加わって病的状態を引き起こす

▶1-3　　　　　　　　　　　　　　身体的機能の低下①

体内水分量の変化（脱水の原因）

　成人では、体重の約60％が水分です。残りの約40％は骨・筋肉・脂肪・内臓などの固形物です。この体内の水分のことを**体液**と呼びます。体液は、細胞内にある「細胞内液」と細胞外にある「細胞外液」とに分けられ、細胞内液は、筋肉などの組織に貯蔵されています。そして体液は、酸素や栄養分と老廃物の運搬、体温の調節という生命を維持するために重要な働きをしています。

　高齢者の場合は、体内の水分量が減少します。これは、水分を多く貯蓄する筋肉の細胞数の減少により、細胞内液の量が少なくなるからです。そのため、水分摂取量が少なかったり、たくさんの汗をかいたりして細胞外液が減少した場合、細胞内液からの補充ができないために高齢者は脱水になりやすいのです。

● 体内の水分量（成人の場合）

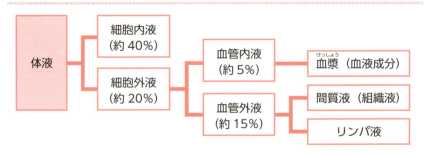

そのほかの脱水の原因

　高齢者は加齢にともない腎機能が低下するため、水分の再吸収力が落ちて、必要以上に尿として水分が出ていくため、脱水になりやすいです。また、加齢とともに口渇中枢（こうかつちゅうすう）の感受性が低下し、のどの渇きを感じにくくなるため、水分補給が減少し、脱水を引き起こします。

▶ 1-4　　　　　　　　　　　　身体的機能の低下②

循環器系の変化

　循環器とは、血液を全身に循環させる臓器で、血液を全身に送り出すポンプの働きをする心臓と、血液の通り道である血管のことです。血液の循環には、心臓から送り出された血液が全身をめぐって心臓に戻ってくる体循環と、心臓から送り出された血液が肺を通って心臓に戻ってくる肺循環があります。体循環では栄養素や酸素を全身の臓器や筋肉に供給し、肺循環では全身をめぐってきた血液中の二酸化炭素と酸素とを交換します（ガス交換）。

➕ 心臓の機能

　心臓は、胸の中央よりやや左側にあります。心筋と呼ばれる筋肉からできており、この心筋の収縮によって血液を全身に送り出すポンプの働きをしています。運動時には身体が必要とする酸素が増えるため、それを供給し、血液を全身の組織に送ろうとして心拍数は増加します。
　左心室、左心房、右心室、右心房の4つの部屋に分かれていて、それぞれの部屋の入り口と出口には弁があり、血液の逆流を防いでいます。

➕ 血管の種類

　血管には、動脈、静脈、毛細血管の3種類があります。動脈は、心臓から送り出された血液を全身の臓器に運ぶための血管です。静脈は、全身をめぐった血液が心臓に戻るときに通る血管です。心臓から送り出される血液の勢いに耐えられるよう、動脈の壁は厚く、弾力性があります。一方、動脈に比べて静脈の壁は、薄くしなやかです。毛細血管は、動脈と静脈をつなぐ細い血管で、体内を網目のようにめぐっています。

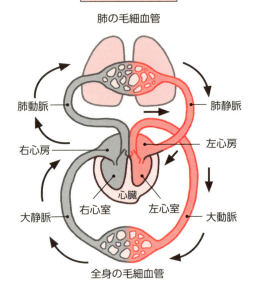

血液の循環

循環機能の変化による影響

①加齢により、血管の壁の弾力性が低下したり、内腔が狭くなります（動脈硬化）。動脈硬化により血圧の上昇が見られたり、血管がもろくなったり詰まりやすくなります

②運動強度の増加に従い心拍数は上昇しますが、あるところでそれ以上は増加しなくなります。これを**最大心拍数**といいます。最大心拍数は加齢とともに減少するといわれています。個人差はありますが、最大心拍数は1分間当たりおよそ（220－年齢）とされています

▶1-5　　　　　　　　　　　　　身体的機能の低下③

呼吸器系の変化

　呼吸器とは、呼吸に関わる鼻、咽頭、気管、気管支、肺などの器官のことです。呼吸とは、口や鼻から空気を肺に吸い込み、肺でガス交換を行ない、口や鼻から吐き出すことをいいます。

　ガス交換は、肺の中にある肺胞で行ないます。肺胞までの空気の通り道を気道（鼻腔→咽頭→喉頭→気管→気管支）といいます。気管は、左右の気管支に分かれ、最終的に肺胞につながります。

　肺は、胸郭（胸椎・肋骨・胸骨）の中にあります。肺は自らが膨らんだり、しぼんだりできません。肋間筋・横隔膜などの呼吸筋の働きにより、空気の出し入れをしています。

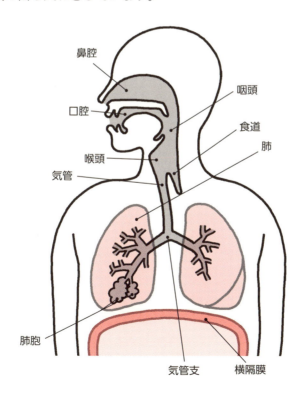

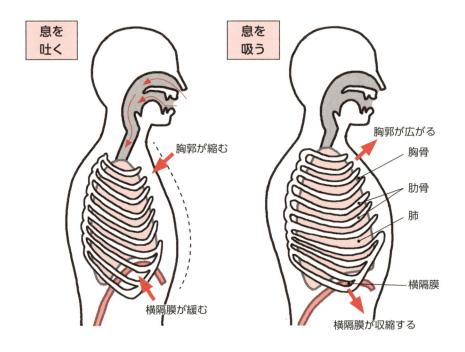

呼吸機能の変化による影響

①肺胞の弾力性が低下することにより、肺活量の減少と肺に残る空気の量（残気量）が増加します
②胸郭が拡がりにくくなることと、呼吸筋の筋力が低下することにより、肺活量が減少します
③異物を気道から取り除こうとして咳（＝咳嗽）が出ます。この反射運動を咳嗽反射といいます。咳嗽反射が低下すると、気道に侵入した異物を除去できないため、誤嚥性肺炎を起こしやすいです

※肺活量とは、最大に息を吸い込んだあとに、それをすべて吐き出したときの呼出量のこと
※残気量とは、息を吐ききったあとに、なお肺の中に残っている空気のこと

▶1-6　　　　　　　　　　　　　　　身体的機能の低下④

消化器系の変化

　消化器とは食べ物の通過、消化、吸収、排泄に関わる器官です。口から取り入れた食物を体内に吸収しやすくする働きを「消化」、消化された栄養素などを体内に取り込むことを「吸収」といいます。**消化管**と呼ばれるものは、口腔、咽頭、食道、胃、小腸（十二指腸、空腸、回腸）、大腸（盲腸、上行結腸、横行結腸、下行結腸、Ｓ状結腸、直腸）、肛門です。すい臓、肝臓、胆のうは、消化・吸収を助ける消化酵素やホルモンなどを分泌する器官です。

　介護職は食事や排泄のケアに関わることが多いため、加齢による消化機能の変化と食生活や排泄への影響について解説します。

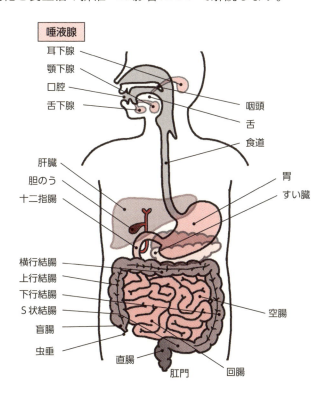

🔲 口腔の働き

口腔には、歯、舌、唾液腺があります。食事をするときは、食べ物を歯で噛み砕き、舌でかき混ぜ、細かくします。このときに唾液腺から分泌される唾液の働きにより、食べ物が柔らかくなり、消化しやすくなるのです。また、唾液は口腔内を清潔に保つ働きもしています。

〈口腔の働きの変化による影響〉
① 加齢や歯周病によって歯の本数が減ったり、残っている歯もすり減り、あごの筋力も弱くなることから、食べ物を噛む力が低下します。野菜や肉類などの噛みにくいものが食べにくくなります。そのため、食事の摂取量が低下したり、栄養のバランスが崩れたりします。また、喉頭や咽頭の反射も鈍くなって、誤嚥しやすくなります
② 加齢にともなって唾液の分泌量が減少するため、飲み込みにくくなります。また、唾液が少ないことで、口腔内の粘膜が傷つき、その痛みが食欲を低下させるおそれがあります
③ 舌の粘膜にある味蕾（みらい）と呼ばれる器官で味（甘味、辛味、苦味、酸味）を感じます。加齢により、味を感じる味蕾の数が減ることと、味に対する感受性の変化により、味覚が低下します。特に塩味の感覚が鈍くなるといわれています

🔲 食道の働き

食道は、蠕動（ぜんどう）運動により食塊（しょっかい）を胃に送ります。食道の上下両端の括約筋（かつやくきん）（上部括約筋と下部括約筋）が、安静時には締まり、嚥下時に緩むという動きをしています。咽頭に近い上部括約部は、食塊の食道からの逆流を防いでいます。また、胃に近い下部食道括約部は、嚥下のとき以外は、胃の内容物が逆流しないように締めています。

※蠕動運動とは、消化管の筋肉が収縮して内容物を口側から肛門側へと向かって移動させる運動のこと

〈食道の働きの変化による影響〉

　加齢により下部食道括約筋の収縮力の低下や、食道の蠕動運動の低下が起こります。そのため、胃液や胃の内容物が食道に逆流する「逆流性食道炎」を起こしやすくなります。

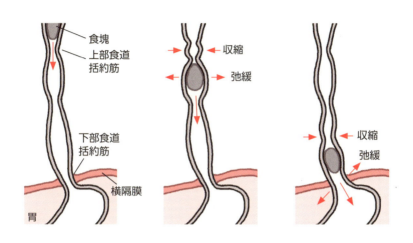

胃の働き

　胃は、食道から送られてきた食塊を一時貯蔵しておく臓器です。食道とつながっている胃の入り口の部分を噴門、十二指腸とつながっている出口の部分を幽門と呼びます。胃の蠕動運動によって、食道から送られてきた食塊と胃液を混ぜ合わせ、かゆ状にして十二指腸に送ります。胃での停滞時間が最も短いのは糖質で、次がたんぱく質、最も長いのは脂質です。脂っぽいものをたくさん食べると、胃が重く感じたり、胃がもたれたりするのは、脂質が胃の中で長く停滞するためです。

〈胃の働きの変化による影響〉

　加齢により、蠕動運動が低下して胃液の分泌量が低下するため、胃の中の内容物の消化に時間がかかるようになり、胃もたれや胸やけが起こりやすくなります。

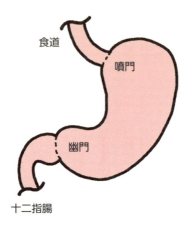

胃のしくみ

食道／噴門／幽門／十二指腸

🔲 小腸・大腸の働き

〈小腸の働き〉

　小腸は胃からつながる長い管で、十二指腸、空腸、回腸からなっています。小腸は、消化・吸収の大部分を行なっています。胃から送り込まれてきた食塊と小腸の粘膜から分泌された消化酵素や胆汁、膵液を蠕動運動によって混ぜ合わせながら消化・吸収を行ないます。

〈大腸の働き〉

　大腸は、盲腸、上行結腸、横行結腸、下行結腸、Ｓ状結腸、直腸からなり、肛門につながっています。大腸は、水分の吸収と便をつくる働きをしています。小腸で栄養素を吸収され、大腸に送られてきた食べ物の残りかすは、どろどろの状態です。このどろどろの残りかすが、上行結腸、横行結腸、下行結腸、Ｓ状結腸を通過する間に、水分が吸収され、固形の便になります。そして、便が直腸に入ると、その刺激が大脳に伝達されて便意が生じます（排便反射）。

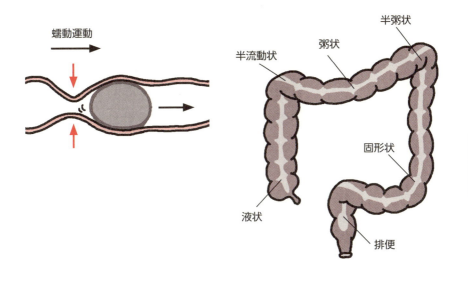

〈小腸・大腸の働きの変化による影響〉

　蠕動運動が低下することと、運動量の低下や腹筋が弱くなるため便秘になりやすくなります。

🔡 肝臓の働き

　肝臓は、多くの細胞からなる体内で最も大きい臓器です。肝臓は、脂肪を消化するために必要な胆汁を分泌しています。そのほかに、消化・吸収した栄養素を分解・合成する働きと、体内に入った毒素や薬物などを分解し、無害な物質に変える働きがあります。

〈肝臓の働きの変化による影響〉

　加齢により肝臓の働きは悪くなります。そのため、薬の分解がうまくできなくなります。腎臓から排出する機能も低下するため、薬が効きすぎてしまうことがあります。

腎・泌尿器系の変化

1-7　身体的機能の低下⑤

腎臓にはさまざまな役割がある

　腎臓は、背中側の腰の少し上あたりに左右1つずつあり、大人の握りこぶしくらいの大きさです。腎臓は、尿をつくる臓器であることはよく知られていますが、血圧を調整したり、赤血球を増やすホルモンを分泌したり、カルシウムの吸収率を高めるビタミンDを活性化したりと、健康を維持するために、とても重要な働きをしています。介護職は排泄ケアに関わることが多いため、ここでは、尿がつくられてから排泄するまでの排尿の過程を解説します。

　体内の老廃物や不要な水分は、尿として排泄されます。腎臓の糸球体で老廃物の溜まった血液を濾過して尿の元がつくられ、尿細管で体内の水分や電解質のバランスの状態に応じ、必要な成分だけが再吸収されて尿となります。そして尿管から膀胱に溜まり、尿道を通って排出されます。

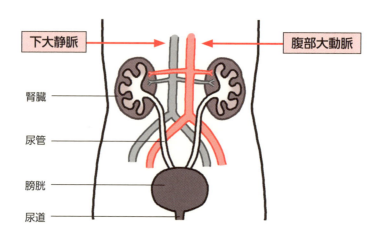

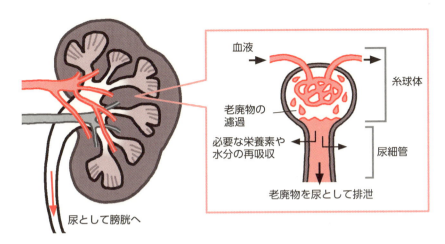

　尿は、尿管から膀胱に一時的に貯留されます。膀胱から尿道に続く出口には「尿道括約筋」という筋肉があり、これらが膀胱に溜まった尿を漏れ出るのを防いでいます。そして、膀胱内の尿量が約150〜300mlになると、脳の排尿中枢に伝達されて尿意として感じます。そして、膀胱の収縮と尿道括約筋の弛緩により尿を排泄します。

　腎臓から膀胱までのしくみに性差はありませんが、尿道やその周囲の器官には性差があります。男性は尿道が長く、曲がっていますが、女性は尿道が短く、まっすぐです。

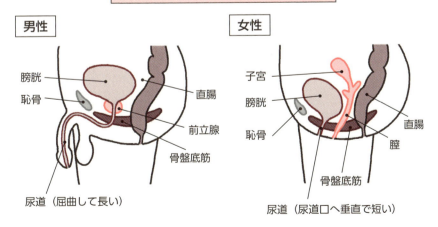

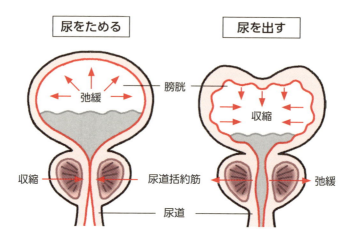

🏥 腎機能の低下による影響

　腎臓の重量は40歳以降、徐々に減少するといわれています。糸球体の数が減少し、腎機能は減少します。
①尿をつくる機能が低下するため、水分や電解質のバランスが崩れやすくなります。また、細胞内液が少ないうえに、必要以上に尿として水分が出ていくため、脱水になりやすいです
②腎機能が低下すると、薬物の排泄が遅くなるため、薬物が体内に蓄積しやすく、薬の副作用が起こりやすくなります

🏥 加齢による排尿障害

　膀胱の機能や尿道括約筋の低下などから、頻尿、残尿、尿失禁などの障害が起こりやすくなります。特徴は以下のとおりです。
①膀胱が小さくなるため、1回の尿量が少なく、回数が増えます
②女性は尿道の位置の変形や骨盤底筋の低下が起こりやすく、尿失禁が起こりやすいです
③男性の場合は、加齢にともなって前立腺が肥大化する傾向があります。前立腺が肥大化すると尿道を狭窄し、尿が出にくくなることがあります

▶1-8　　　　　　　　　　　　　　　　　身体的機能の低下⑥

感覚器系の変化

　感覚には、視覚・聴覚・嗅覚・味覚・皮膚感覚（痛覚・温覚・圧覚・触覚）、平衡感覚・内臓感覚などがあります。これらの感覚機能は、生活をしていくうえでとても重要な役割を果たしています。目・耳・鼻・舌・皮膚などの感覚情報を外部から受け取る器官を**感覚器**といいます。ここでは、感覚器の機能低下が高齢者の日常生活にどのような影響を与えているかについて、ケアに関係するものを取り上げて解説します。

➕ 視覚の機能低下による影響

①視力低下
　水晶体の弾力性が弱まって調節機能が低下し、40歳ごろから老眼が始まります。近くのものが見えにくい、新聞の小さな字が見えにくいなどから情報収集に支障が生じます。
　読書や手芸などの趣味も行ないにくくなり、視力低下によって日常の楽しみが減少することもあります。

②明暗順応の低下
　光に対する調整機能が低下するため、周囲の明るさの変化に順応するまでに時間がかかります。暗い部屋に入ったときに足元が見えるまでに時間がかかるため、物につまずいて転倒する危険性があります。

③色彩認知力の変化
　水晶体が黄色化して透明度が減少するため、色の認識がずれます。寒色系（青、紫、緑など）は見えにくく、茶色や黒との区別がしづらくなりますが、赤や橙などの暖色系はよく見えます。また、同系色の配色は見えにくくなります。

🟥 聴覚の機能低下による影響

　加齢によって耳の組織も萎縮や変性をきたし、徐々に難聴が進行していきます（老人性難聴）。そのため、他者とのコミュニケーションが取りにくくなります。

①高い音が聞き取りにくい
　加齢にともない高い音が聞き取りにくくなります（感音性難聴）。子音は高い音域に属するため、高齢者は子音が聞き取りにくくなります。

②言葉を聞き分ける能力が低下
　言葉を聞き分ける能力も、加齢とともに低下します。騒がしい場所では、「話をしているのはわかるが、何を言っているのかわからない」というように、話を明瞭に聞き取れなくなります。

🟥 味覚と嗅覚の機能低下による影響

　味覚と嗅覚は低下しますが、個人差があります。塩味の感覚が低下するため、味覚は濃い味つけを好む傾向にあります。また、食べ物が腐っていることに気づかずに食べて、腹痛や下痢を起こすことがあります。

🟥 皮膚の機能低下による影響

　皮膚は表面側から、表皮・真皮・皮下組織という3つの層からできています。皮膚は身体全体を包み、外部の刺激からの保護や体温調節、また感覚を司る働きなどをしています。加齢により以下の変化があります。

①保護機能の変化
- 加齢にともない皮下組織の脂肪や真皮の弾力繊維の数が減少し、しわやたるみが増えます。また、皮脂膜が減少することにより、細胞内の水分が逃げて皮膚の乾燥が著しくなります
- 表皮細胞の新陳代謝が加齢とともに低下するため、表皮の生まれ変わ

りが遅く、細胞数も減少します。毛細血管がもろくなっていることや、皮膚の弾力性の低下に加えて表皮組織が薄くなっていることから、何かに軽くぶつかっただけで皮膚が切れたり、内出血しやすくなります
・細菌やウイルスなどの病原体や有害な物質が体内に侵入するのを防いでいる角質層が薄くなることによって、皮膚の感染症が起こりやすくなります

②体温調節機能の変化

加齢とともに角質や皮下脂肪や汗腺が減少するため、体温調節能力が低下します。

③知覚の変化

加齢にともない、温度に対する感度（温覚）が鈍くなります。そのため、入浴や湯たんぽなどでやけどをすることがあります。また、痛みに対する感度（痛覚）が鈍くなるため、危険や病気の早期発見が遅くなります。

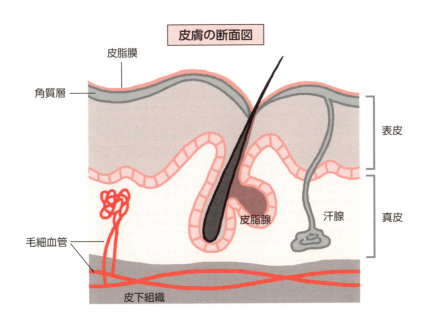

皮膚の断面図

身体的機能の低下⑦

▶1-9

運動器系の変化

　骨・関節・筋肉・神経など、身体を支えたり動かしたりする器官を**運動器**といいます。加齢にともない、運動器の機能が低下し、日常生活動作（ADL）の低下や転倒のリスクが高くなるため、以下の点に注意してケアを行ないましょう。

🔲 関節

　加齢により、関節の表面を覆っている軟骨がすり減って骨と骨とが直接ぶつかるようになります。そのため、関節周辺の組織が傷ついたり、骨が変形することにより痛みが起こったりします。痛みや関節の動きが悪くなることで、活動性が低下します。活動性の低下は関節を動かすことを減らし、さらに関節の動きを悪くします。

🔲 骨

　骨は、成長期に活発につくられ、20歳代で骨量はピークを迎えます。骨は成長が終わっても、皮膚と同じように新陳代謝を繰り返しています（骨吸収と骨形成）。40歳代くらいまでは骨量は保たれますが、その後は年齢とともに骨吸収が骨形成を上回り、骨量が減少します（骨密度の低下）。そのため、高齢者は骨折しやすくなります（骨粗鬆症）。
　また、脊柱の変形により、背中が丸くなったり（円背）、腰が曲がって前屈みになります。このような姿勢はバランスを崩しやすく、転倒しやすくなります。

筋力

　筋力は20歳から徐々に低下し、60歳代からは急激に低下が進み、80歳代では20歳代の50％になるといわれています。筋力の低下により、重い物の持ち運びや長時間の立位保持、階段の昇降などが困難になります。また、急にバランスを崩したときに踏ん張ることができずに転倒してしまう可能性が高くなります。

平衡感覚

　平衡感覚とは体を平衡に保つ感覚と能力、つまりバランス能力のことです。加齢により、平衡感覚も低下します。つまずく、ふらつく、すべるなど、転倒や転落の危険性が増加します。

神経系

　加齢により神経系の働きが低下し、動作が緩慢になり、時間がかかります。また、手指の動きも鈍くなり、細かい作業がむずかしくなります。

加齢による認知機能の変化と生活への影響

認知機能とは

　私たちは、五感を使ってさまざまな情報を得て状況を認識・判断し、何らかの反応をしながら日常生活を送っています。「判断する」「計算する」「記憶する」「考える」「コミュニケーションを取る」などの能力を認知機能といいます。

　加齢により認知機能は低下しますが、その程度は個人差がとても大きいものです。それは、健康状態、精神状態、社会との関わりなどが絡み合って影響を与えているからです。

　「何度説明しても覚えてくれない」「作業に時間がかかる」という利用者がいますが、この要因には加齢による認知機能の低下があります。忙しい介護現場では、介護職のペースと利用者のペースとがかみ合わないことによって、介護職がストレスを感じることもあります。介護職のストレスが利用者に伝わることで、利用者の心を傷つけたり、意欲を低下させたりすることがあります。そのようなことが起こらないよう、高齢者の認知機能について理解しておきましょう。

知的機能の低下

　新しい知識や行動などを取得する能力や、新しい環境に適応するために必要となる課題解決能力（流動性知能）は、20歳代をピークに60歳ごろまで継続され、それ以降に低下するといわれています。一方、日常生活や仕事を通して蓄積した学習や経験を活かして判断したり、理解したりする能力（結晶性知能）も60歳ごろから緩やかに低下しますが、70歳代でも20歳代とほぼ同じだといわれています。

● **流動性知能と結晶性知能**

流動性知能	新しい知識や行動などを取得する能力や、新しい環境に適応するために必要となる課題解決能力
結晶性知能	日常生活や仕事などの経験をもとに獲得した、日常生活の課題に対する判断力、理解力などの能力

知的機能の低下によって、以下のような影響が出ます。

①環境に対する適応力が低下する
流動性知能の低下により環境に対する適応力が低下するため、環境の変化が大きなストレスとなります。

②情報処理速度が低下する
加齢にともない情報処理速度が遅くなるため、課題を遂行するのに時間がかかります。瞬時の反応や判断はむずかしくなりますが、ゆっくりと時間をかければ課題を遂行できます。

③同時に複数の作業が行ないにくくなる
情報を保持しながら、新たな処理をする能力が低下するため、同時に複数の作業をするのがむずかしくなります。

🞣 記憶力の低下

新しい情報を頭に入れて思い出すという「記憶」には、3つのプロセスがあります。新しい情報を覚えることを**記銘**、情報を保存しておくことを**保持**、情報を思い出すことを**想起**といいます。

加齢により記銘力が低下します。また想起力も低下し、いわゆる「ど忘れ」をするようになります。時間がたってから思い出せるのは、記憶の保持がされているからです。

● 記憶のプロセス

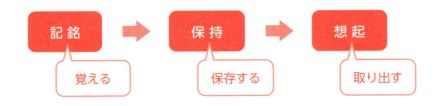

　記憶は、保持する期間により、**短期記憶**と**長期記憶**、さらに短期記憶になる前の**感覚記憶**の3つに分けられます。

● 記憶の種類

感覚記憶	視覚や聴覚など感覚を通して一瞬だけ保持される記憶
短期記憶	数十秒間保持される記憶
長期記憶	エピソード記憶：自分が体験したこと、見たこと
	意味記憶：繰り返し学習して覚えた知識
	手続き記憶：身体で覚えた連続動作

①**加齢とともに低下する記憶力**
・感覚記憶
・短期記憶
・エピソード記憶
　例）「お財布をどこへ置いたかな？」
　　　「昨日は何を食べたかな？」
　　　「友達といつ、どこで会ったかな？」

②**加齢による影響が少ない記憶力**
・料理や自転車の乗り方など、身体で覚えたこと（手続き記憶）
・今までに覚えた知識（意味記憶）

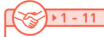 ▶1-11

高齢者の疾病の特徴

　私たちは、気温が高くなったら汗をかいて体温の上昇を抑えようとします。また、体内の水分が不足すると、のどの渇きを感じて水分補給をします。喉の渇きが水分不足を知らせるサインというわけです。
　このように身体には、体温調節のように外部環境への適応力、けがや病気からの回復力、病原菌などから身体を守る免疫力、環境の変化に対応するための予備力など、外部環境や体内での変化に対して体内の状態を元に戻そうとする力があります。この体内の環境を一定に保とうとする機能（**ホメオスタシス**）によって私たちの身体は一定の状態に保たれ、生命や健康が維持されているのです。しかし加齢により、これらのホメオスタシス維持機能が低下するため、さまざまな健康障害のリスクが高くなります。
　高齢者は、さまざまな身体の機能が低下しているため、いくつもの疾患を抱えていることが多いです。利用者の健康を守るために、介護職は高齢者の疾病の特徴を理解しておきましょう。

①疾病の発見が遅れることがある
　高齢者の場合、医学書にあるような典型的な症状がはっきりと現われないため、疾病の発見が遅れることがあります。また、本人の自覚がないことも多く、自覚症状が出たときには疾病が進行していて、重い症状となって現われることがあります。また、認知症などにより的確に訴えることができない場合もあり、疾病の発見が遅れます。利用者の食事の仕方や表情、話し方などがいつもとちがう場合は体調の変化のサインですので、すぐに医療職に報告しましょう。

②感染症にかかりやすい
　高齢者は免疫力が低下しているため、ウイルスや細菌による感染症にかかりやすいです。さらに、多くの機能が低下しているため、たとえ軽

い肺炎でも重症化し、死に至ることもあります。介護職は、感染症対策をしっかり行ないましょう（詳しくは第5章を参照）。

③薬の副作用が出やすい

　高齢者は、複数の疾患を抱えていることが多く、複数の薬を内服しています。疾患が治りにくく長期化するために薬の内服期間が長かったり、腎臓や肝臓の機能の低下によって薬物の解毒・排泄機能も低下するため、薬の副作用が出やすいという特徴があります。さらに、薬の飲み忘れや飲み間違いも多く、処方された内服量より多く内服することで、病状が悪化することがあります。内服の介助をする際は、薬の種類や量、回数などを間違えないように慎重・確実に行ないましょう。

④廃用症候群が起こりやすい

　廃用症候群とは、身体を使わない状態が続くことにより引き起こされる心身の機能障害です。その主な症状としては、筋力の低下、関節の拘縮、褥瘡、心肺機能の低下、便秘、筋力低下、うつなどがあります。高齢者の場合、何らかの原因で安静臥床（ベッドで静かに動かずに横になっている状態）が続いた場合、廃用症候群が起こりやすくなります。元々の疾病が治っても、廃用症候群が原因で寝たきりになることがありますので、医療職と協働して、ベッドから起き上がる時間や座る時間を増やしたり、手足などを動かしたり、体位変換をするなどの廃用症候群の予防に努めましょう。

● **廃用症候群の主な症状**

運動機能	筋力の低下、筋肉の萎縮、関節の拘縮、骨粗鬆症
心肺機能	拍出量の低下、肺活量の低下、起立性低血圧、肺炎
皮膚	褥瘡
消化機能	便秘、食欲減退
精神機能	うつ、認知症
排泄機能	尿失禁、尿路感染症

第2章

高齢者に多い疾病の理解とケアのポイント

適切なケアを提供するために、疾病の基礎知識は必要

利用者の安全を守ることが大前提

　医療職の人員配置が少ない介護現場では、病気を多く抱える利用者に対して、「何かあったらどうしよう」「どう対応したらよいのか不安を抱えている」という介護職の声をよく聞きます。

　介護職が安心して利用者をケアするために、疾病の基礎知識を学ぶことはとても意味があります。必要な観察やケアのポイントがわかり、医療職をより活用できるようになるからです。

　ケアを行なううえで、利用者の意思を尊重することは大切ですが、時に意思を尊重して健康状態を悪化させることがあります。たとえば、高血圧と狭心症のある利用者が熱めのお風呂に入りたいと強く希望した場合を考えてみましょう。本人の意思を尊重すると心臓に負担がかかり、症状を悪化させてしまいます。利用者の意思を尊重したとしても、これでは適切なケアを提供したことにはなりません。**適切なケアとは、利用者の安全を守ること**が大前提ですから、疾病の基礎知識が必要なのです。介護職が疾病の基礎知識を身につけていると、利用者にケアの必要性を説明できるようになります。

　また介護職が、利用者がどのような病気を抱え、どのような症状があるのかを知っておくと、医療職との連携がスムーズになります。たとえば、糖尿病の利用者が爪切りで指先を傷つけたとき、糖尿病は感染を起こしやすく、傷が治りにくいということを介護職が把握していれば、医療職にすぐに報告しようと考えます。

　とはいえ介護職には、疾病の詳しい知識を求められているわけではありません。介護職に必要な知識は、**その病気によって生活にどのような影響があるのか、病気を悪化させないためにどのようなことに気をつければよいのか**ということです。このことに焦点をあてて解説します。

脳血管疾患の特徴

　脳血管疾患とは、脳の血管の血流障害によって、脳細胞に栄養が届かなくなり、脳細胞が死んでしまう病気です。突然手足がしびれたり、話せなくなったり、意識がなくなったりすることから、**脳卒中**と昔から呼ばれています。

　脳血管疾患は、「がん」「心疾患(しんしっかん)」「肺炎」とともに日本人の死亡原因の上位に入っています。そして、一命をとりとめたとしても何らかの後遺症を残すことが多く、要介護状態になる要因の一つです。

〈脳卒中の言葉の由来〉
　脳が卒然として（急に）悪い風に中る（当たる）ために起こる病気

脳血管疾患の種類

　脳血管疾患は、脳の血管が詰まることによって起こるものと、脳の血管が破れることによって起こるものに分けられます。

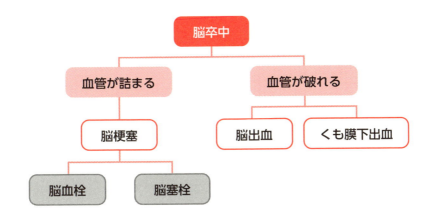

🔲 脳梗塞の症状

　脳梗塞は、脳に栄養や酸素を送る血管が詰まって、脳細胞が死んでしまう病気です。この脳梗塞が起こる原因によって、**脳血栓**と**脳塞栓**の2種類に分けられます。

　最も多い症状は、半身の麻痺やしびれ、言語障害、めまいやふらつき、視野が欠ける、物が二重に見えるなどです。麻痺や言語障害の後遺症により、介護が必要になることが多くなります。

● 脳血栓と脳塞栓の特徴

脳血栓	動脈硬化によって脳の血管が狭くなったところに、血小板や血液の塊（血栓）が詰まる
脳塞栓	心房など他の臓器でできた「血液・脂肪・組織片」などの固まり（栓子）が詰まる

> **POINT！**
> ・脳梗塞は再発しやすく、再発するごとに症状が重くなるといわれています。高齢者の場合、脱水により血液の流れが悪くなることで再発しやすくなります
> ・介護職は、脳梗塞の既往がある利用者の食事や水分の摂取量に注意が必要です

🔲 一過性脳虚血発作の症状

　一時的に脳の血管が詰まり、半身の麻痺やしびれ、ろれつがまわらない、めまいやふらつきなどの症状が出るものの、血流が回復し、症状が10～15分、長くても24時間以内に治まるものを**一過性脳虚血発作**といいます。脳梗塞の前触れともいわれ、回復しても注意が必要です。

脳出血の症状

脳の血管が破れ、脳内に出血する病気です。出血部位や出血量によりそれぞれ症状や程度が異なりますが、突然の頭痛、吐き気、片麻痺、意識障害が見られ、出血が多量の場合は、死に至ることがあります。

> **POINT！**
> ・加齢とともに動脈硬化が進み、動脈の弾力性が低下します。そのため、血管に高い血圧が加わると、血管が耐えられずに破れて出血します。このため、高血圧や糖尿病などを抱える利用者は注意が必要です

くも膜下出血の症状

脳を覆っている3層の膜（軟膜、くも膜、硬膜）のうち、くも膜と軟膜の間にある動脈瘤が破れ、膜と膜の間にあふれた血液が脳全体を圧迫します。

突然、ハンマーで殴られたような激しい頭痛と嘔吐が特徴で、死に至ることもあります。

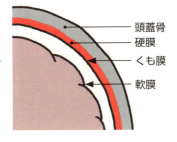

ケアのポイント

〈早期発見〉

発症後、できるだけ早く治療を開始することで病状の悪化を防ぐことができます。そのため、次ページのような症状を発見したら、脳血管疾患が疑われますので、速やかに医師の診察を受けてもらいましょう。

- 頭痛　・意識障害　・顔や手足がしびれる
- 片方の手足に力が入らない
- ろれつがまわらない　・言葉が出ない　・話を理解できない
- 目が片方もしくは両方とも見えにくい　・視野が欠ける
- 物が二重に見える　・立てない、歩けない、ふらつく

〈再発予防〉

　脳血管疾患の既往歴がある利用者は、脳血管疾患を起こしやすい生活習慣や病気などがあるため、再発する可能性があります。再発すると、後遺症が重くなったり新たな後遺症が増えたりして、日常生活への支障が大きくなるため、再発を防ぐことがとても大切です。注意点は以下のとおりです。

①内服

　高血圧や糖尿病、高脂血症不整脈などは脳血管疾患の危険因子といわれています。これらの病気を持っている利用者で内服している場合は、処方どおりに確実に内服させましょう。また、脳梗塞の場合、再発予防のために血栓をできにくくする薬が処方されますので、確実に内服させましょう。

> **POINT！**
> ・血栓をできにくくする薬を内服している場合、止血しにくくなるため、けがをしないように注意しましょう

②入浴

　血圧の変動に注意しましょう。暑いお湯での入浴や、脱衣所と浴室の温度差で血圧は上昇します。また、冬場などは脱衣所の保温に気をつけましょう。

③脱水

　脱水状態になると、血液が濃くなって固まりやすくなり、脳梗塞が起こりやすくなります。高齢者はのどの乾きを感じにくいので、特に水分

補給には注意が必要です。入浴時間が長いと脱水になりやすいので、長湯はやめ、入浴後には必ず水分補給を促しましょう。また、運動のあとなどにも水分補給が必要です。

④**便秘**

便秘になると、排便時に強い腹圧をかけていきむので、血圧が上昇します。便秘予防のため、食事と運動に気をつけてもらいましょう。

⑤**運動**

適度な運動は、糖尿病や高脂血症、肥満に効果があります。医師の指示のもと、運動を行なってもらいましょう。

●脳血管疾患の危険因子

高血圧	高血圧が続くと常に血管に大きな圧力がかかり、動脈がもろくなり、詰まったり、破れやすくなる
糖尿病	高血糖状態が続くと動脈硬化が進みやすいため、脳梗塞が起こりやすくなる
脂質異常症（高脂血症）	体内のコレステロールや中性脂肪が多くなる病気で、動脈硬化の危険因子
不整脈（心房細動）	心房細動は不整脈の一種。心房細動で痙攣し、心房内の血液の流れが滞ると、血液の塊ができやすくなる。 心房が小刻みに震えて心房の収縮が不規則になるため、心臓の血液の流れが滞って、心臓に血栓ができやすくなる。この血栓が血液とともに流れ、脳の血管に詰まってしまうと、脳梗塞を引き起こす
喫煙	喫煙により、ニコチンやタール、一酸化炭素が体内に入り、全身の血管が収縮して血圧が上がる。さらに、脳の血液の流れが一時的に悪くなる
運動不足	高血圧や動脈硬化になりやすくなる
肥満	脳卒中の危険因子である高血圧や糖尿病の原因になる
脱水	血液が濃くなり、固まりやすく、脳梗塞の原因となる

出典：国立循環器病研究センター「循環器病情報サービス」（http://www.ncvc.go.jp/cvdinfo/disease/）をもとに作成

▶ 2-3

パーキンソン病の特徴

　パーキンソン病は、神経伝達物質であるドーパミンの減少により脳から全身に出される運動の指令がうまく伝わらなくなり、身体の動きに障害が現われる病気です。パーキンソン病の主な症状は、運動症状です。そのほかに、自律神経症状や精神症状が現われることもあります。

〈運動症状〉
　運動症状として、「振戦」「筋固縮」「無動・寡動」「姿勢反射障害」の4つの特徴的な症状があります。

● パーキンソン病の運動症状

振戦 （手足がふるえる）	何もしていないときに手足にふるえが現われ、手足や身体を動かし始めるとふるえは止まる
筋固縮 （筋肉がこわばる）	筋肉がこわばり、手首や肘などを動かそうとすると、歯車のようなカクカクとした抵抗がある
無動・寡動 （動きが遅い）	動き始めるのに時間がかかり、動きもとても遅くなる
姿勢反射障害 （バランスが取れない）	バランスを保てなくなり、膝を軽く曲げて少し前かがみの姿勢になる。また、バランスを崩すと元に戻しづらく、軽く押されただけで簡単に転倒したり、振り向いたときに転倒したりする

　これらの症状により、日常生活には次のような障害が現われることがあります。
・前かがみの姿勢で、手の振りが少なく、小刻みに足を引きずるように歩く
・はじめの一歩が出しにくい

- 一度歩き出すと、加速して止まらなくなり突進する
- 軽く押されたり、振り向いたときに転倒しやすい
- 後ろから声をかけられても振り向くことが困難になる
- 寝返りをすることがとても困難になる
- 表情が乏しくなり、喜怒哀楽がわかりづらい（仮面様顔貌）
- まばたきの回数が少なくなる
- 小さな声で抑揚のない単調な話し方になる
- 顔や舌、喉の筋肉に障害が現われると、食べ物が飲み込みにくくなる
- 書く文字がふるえて、小さくなる

〈精神症状〉

抑うつ、認知症、睡眠障害、幻覚、妄想などが現われます。

〈自律神経症状〉

便秘、頻尿、発汗異常、起立性低血圧などが現われます。

※起立性低血圧
体内の血液は重力のために下半身に集まりますが、自律神経の働きで下半身の血管が収縮し、上半身に十分な血液が流れるように調節しています。自律神経に障害が生じた場合、脳へ血液が回らなくなり、一時的にめまいや立ちくらみが起こります

ケアのポイント

①運動やリハビリが大切です。日常生活動作は、できる部分は時間がかかってもやってもらいましょう。あせったり緊張したりすると、うまくできなくなるので、ストレスを与えないように見守りましょう

②転倒には気をつけましょう。足の動きを観察しながら歩行介助をします。また、後ろから急に声をかけるのはやめましょう

③表情が乏しいため、他の利用者から誤解を受けやすいです。介護職は、利用者同士のコミュニケーションの橋渡しを心がけましょう

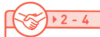

▶ 2-4

認知症の特徴

　後天的な脳の障害によって、正常に発達した知能が持続的に低下し、日常生活や社会生活に支障をきたすようになった状態のことを認知症といいます。ここでいう「知能」とは、環境に適応して新しい問題に対処していくために必要な記憶、理解、思考、判断などの脳の機能のことを指します。

　意識障害、うつ病（状態）、加齢による「物忘れ」、服用している薬による影響でも似た症状が見られるといわれています。

　加齢による**物忘れ**や**せん妄状態**などと認知症とを正しく区別することが、適切なケアを提供するためにはとても大切だといわれています。

※せん妄状態とは、急に発症した軽度の意識障害で、幻視や妄想などによって落ち着きがなくなる状態

● 加齢による物忘れと認知症による物忘れのちがい

加齢による物忘れ	認知症による物忘れ
・忘れたことを自覚している ・体験の一部を忘れる ・日常生活に支障をきたすほどではない	・自分が忘れていることに気づかない ・体験自体を忘れる ・日常生活に支障がある

● せん妄状態と認知症とのちがい

	せん妄状態	認知症
発症	発症時期が明確	発症時期が特定できない
経過	一過性（数時間～数日）	持続性
症状の変動	一日のうちで変動があり、夜間や夕刻に悪化	少ない

認知症の症状

　認知症の症状には、**中核症状**と**周辺症状（行動・心理症状：BPSD）**があります。「記憶障害」「見当識障害」「理解・判断力の障害」「実行機能障害」のように、認知症に必ず見られる症状を「中核症状」といいます。そして、中核症状から二次的に生じる行動の障害や心理症状を「周辺症状」と呼びます。かつては「問題行動」と呼ばれていましたが、現在は、行動・心理症状（BPSD）と呼ばれています。行動・心理症状（BPSD）は、人ごとに異なり、その症状が現われる背景もさまざまです。認知症のケアでは、個別性がとても大切です。

➕ 中核症状の特徴

①見当識状態
　時間・季節・場所等の感覚や道順などがわからなくなる状態です。

②失語
　発語に必要な機能の障害によるものではなく、意味のある言葉が言えない、言葉が出ない、聞いた言葉が理解できないという状態です。

③失行（しっこう）
　手足の運動障害はないが、物の使い方がわからないために目的にかなった行為ができないという状態です。

④失認（しつにん）
　視力は問題なくよく見えているが、見えている対象が何であるのかがわからないため、家族の顔を見てもわからない、近所で道に迷うという状態です。

⑤実行機能障害
　状況を的確に判断して目的にかなった行為をすることができない状態です。「食材の買い物→調理→食事のあと片付け」までの一連の行為を

「食事」といいますが、この一連の行為は、実行機能によるものです。

　認知症は早期に発見し、早期に治療を開始することで症状の進行を遅らせることができるといわれています。日ごろの様子を知っている介護職だからこそ発見できると思います。日常生活で下記のような様子が見られたら、医療職に相談しましょう。

- 物忘れがひどくなった　・同じことを何度も言う
- 今話していた電話の相手の名前を忘れる
- しまい忘れや置き忘れが増え、いつも探し物をしている
- 判断力、理解力が衰える
- 料理、片付けがうまくできなくなった
- 計算ミスが多くなった　・話のつじつまが合わない
- 場所、時間がわからない　・慣れた道でも迷うことがある
- 性格、人柄が変わる　・身だしなみにかまわなくなった
- 好きだったことに興味を示さなくなった
- 何をするのも億劫がり、いやがる

認知症の症状に影響を与える要因

　認知症の症状に影響を与える要因は、認知症の原因となっている脳の病変だけではありません。それ以外に、「身体的要因」「心理的要因」「環境要因」があります。

　便秘や下痢で腹部に不快感があった場合、介護職に自分の思いを言葉でうまく伝えられないため、おむつの中に手を入れるなどの不潔行為につながります。また、新しい施設に入所したとき、環境の変化に適応できずに混乱し、多弁や睡眠障害、介護職への抵抗などが見られます。

　認知症は知能の障害によるものですが、感情は残っており、介護職の表情や言葉にとても敏感に反応します。介護者は、認知症の利用者の行動や症状にばかり目を向けて対応するのではなく、そのような行動・症

状が出ている背景を理解することが大切です。

● 認知症の人の心理と行動・心理症状

認知症の人の心

- 感情の動きがあるのに気づいてもらえない
- 自分の感情をうまく相手に伝えられない
- 相手の言っていることがよくわからない
- 自分の気持ちや意思をうまく表現できない
- 思うような行動をとれない
- 身体的な不調をうまく表現できない
- 失敗の連続で自信喪失
- 自分の置かれている状況がわからなくて不安

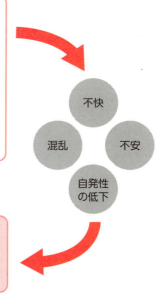

不快 / 不安 / 自発性の低下 / 混乱

行動・心理症状（BPSD）

徘徊	不潔行為	暴力行為
睡眠障害	介護への抵抗	暴力行為
異食	多弁・多動	幻覚・妄想

認知症の種類と特徴

　認知症を引き起こす病気はたくさんありますが、最も多いのは**アルツハイマー型認知症**といわれています。そのほか、**脳血管性認知症**、**レビー小体型認知症**、**前頭側頭型認知症**などが主な疾患として挙げられます。それぞれの特徴を見ていきましょう。

〈アルツハイマー型認知症〉
　脳にアミロイドβというたんぱく質が蓄積して、脳全体が委縮するのが原因で発症すると考えられています。

症状
・物忘れが徐々に悪化していきます。人や物の名前を忘れたり、最近の出来事を忘れてしまいます
・場所や時間などがわからなくなり、徘徊、夜間せん妄、介護への抵抗などが見られます
・進行すると、コミュニケーションを取れなくなります。日常生活全般に介助が必要となり、やがて寝たきり状態になります

〈レビー小体型認知症〉
　レビー小体というたんぱく質が大脳皮質に現われ、神経細胞の変性が起こることが発症の原因だといわれています。

症状
・歩きにくい、動きが緩慢、手がふるえるなど、パーキンソン病に似た運動障害が見られます
・とてもリアルな幻視が現われることが大きな特徴です。等身大の人間が部屋に入ってきた映像が現実のように生々しく見えたり、幻聴が見られます

〈前頭側頭型認知症（ピック病）〉

脳の「前頭葉」と「側頭葉」に萎縮が起こるために引き起こされる認知症が、前頭側頭型認知症です。「ピック病」は、前頭側頭型認知症の一つです。

前頭葉は、理性的で正常な生活が送れるように人の感情を制御しています。側頭葉は、味覚や聴覚、記憶力、判断力をつかさどっています。これらの部位が障害されることで、さまざまな行動障害が現われます。

症状
- 抑制や感情のコントロールができなくなり、自己中心的な人格に変わり、周りとのトラブルが多くなります。また、社会的規範への関心や自制心が低下していき、万引きなどの違法行為が見られることもあります
- 毎日同じ時間に起き、同じ時間に家を出て、同じ道を通って決まったところに行くなど、決まった時間に同じ行動を繰り返すようになります（常同的行為）

〈脳血管性認知症〉

脳梗塞や脳出血などの脳血管疾患によって起こる認知症です。

症状
- 障害を受けた脳の部位によって出る症状が異なるのが特徴です。正常な部分も残っているため、「記憶力は低下している」が「判断力は保たれている」というように、症状がまだら状に現われます
- 意欲の低下や自発性の低下、物事への無関心、記憶力の低下、感情失禁が見られます

※感情失禁：感情のコントロールがうまくいかず、些細なことで、喜びや怒りなどの感情が正常の人々よりも簡単に多く出てしまうこと

認知症のケアの基本と予防

認知症の人と接するポイント

　認知症の人は、記憶障害や認知障害により、さまざまな不安や混乱のなかで生活しています。介護職は、認知症の人の不安や混乱を軽減させ、心地よさを感じてもらえるように関わりましょう。

> **POINT！**
> ・利用者の視野に入って話す
> ・声をかけるときは、名前を呼ぶ
> ・介護職は、余裕をもって落ち着いて利用者に対応する
> ・介護職は、穏やかな優しい表情で利用者に接する
> ・介護職は、優しい口調で利用者に話しかける
> ・五感を刺激する
> 　マッサージ、入浴剤やアロマオイルを使った足浴、好きな音楽を流す、季節を感じさせるものを飾るなど
> ・簡潔に一つずつ伝える
> ・ケアをするときは、利用者の思いや希望を聞く、質問する、確かめる

> **NG！**
> ・介護職は、認知症の利用者に対して「急がせる」「自尊心を傷つける」「無理強いをする」ような表情、態度、言葉は禁物です。
> 　例：「〇〇はダメ」「〇〇しないで」というような否定、禁止の言葉
> 　　　「〇〇して」「〇〇しなさい」というような指示的な言葉
> 　　　「急いで」「早く〇〇して」というような急かす言葉

🏥 認知症の予防

〈生活習慣病を予防する〉

　認知症の確実な予防法は見つかっていませんが、高血圧、糖尿病、高脂血症などの「生活習慣病」は、脳梗塞や脳出血などの脳血管障害の原因となり、脳血管性認知症の原因にもなります。

　また、最近ではアルツハイマー型認知症の発症にも、食事や運動などの生活習慣が関係しているといわれています。規則正しい生活、バランスのとれた食事、適度な運動、禁煙などによって認知症の予防にもつながります。

〈脳を活性化させる〉

　人との交流や趣味を持つなどの知的な活動は、脳を活性化させるため認知症の予防につながるといわれています。また、散歩やウォーキングなどの有酸素運動を続けることで、脳の血流がよくなり脳を活性化させるため、認知症予防につながるといわれています。

　厚労省の「認知症予防・支援マニュアル」によると、認知症になる前の段階で低下するといわれる脳の機能（エピソード記憶、注意分割機能、計画力）を日ごろから鍛えることで、認知症の予防につながるといわれています。

※エピソード記憶：体験したことを記憶して思い出す力
※注意分割機能：複数のことを同時に行なうとき、適切に注意を配る力
※計画力：物事の段取りを考えて実行する力

虚血性心疾患の特徴

　心臓は、心筋と呼ばれる筋肉からできており、全身に血液を送り出すポンプの役割をしています。心筋が働くために必要な酸素や栄養をふくむ血液を運んでいるのが、心臓のまわりを通っている冠動脈という血管です。動脈硬化や血管のけいれんなどで冠動脈の血流が悪くなり、心臓に血液が十分に行き渡らなくなった状態を虚血性心疾患といいます。血液の流れが一時的に悪くなった状態が狭心症です。血液が流れない部分の細胞が壊死してしまった状態が心筋梗塞です。壊死した部分が大きくなると心臓の収縮・拡張ができなくなり、命に関わる危険な状態となります。

✚ 虚血性心疾患の症状

　虚血性心疾患の症状は、胸痛です。しかし、狭心症と心筋梗塞では、胸痛の程度や持続時間のちがいに特徴があります。狭心症は、血流が悪くなるのが一時的であるため、心筋梗塞よりも胸痛の持続時間は短いのです。

　高齢者や糖尿病を発症している人の場合、心筋梗塞を発症していても胸痛はないが、胸部の不快感や食欲不振を訴えることがあります。これを無痛性心筋梗塞といい、痛みを感じる知覚神経に異常があるのが原因と考えられています。

● 狭心症と心筋梗塞のちがい

狭心症	心筋梗塞
胸痛、胸が圧迫される・しめつけられる感じ。左肩から左腕にかけての痛みが5分程度続く	胸がしめつけられるような激しい胸痛が30分以上続く。冷汗や嘔吐、呼吸困難などをともなうことがある

ケアのポイント

①内服の管理

狭心症や心筋梗塞の既往がある利用者は、再発・悪化しないよう、処方されている薬を確実に内服させましょう。

②活動と休息のバランス

身体を動かすと心臓に負荷がかかります。心臓への負荷が大きくなると発作が起こりますので、食事や入浴、トイレ、運動などによる疲労には注意しましょう。身体を動かしたあとは、休息をとってもらうようにしましょう。

③発作が起こりやすい状況を医師に確認

狭心症発作が起こりやすい状況を具体的に確認しておきましょう。
・安静時に発作が起こるのか、動作時に発作が起こるのか
・どのくらいの運動で症状が起こるのか

④入浴

お湯は、39〜40℃くらいのぬるめにし、長湯をさせないようにしましょう。また、浴室と脱衣所の寒暖差がないよう、脱衣所の温度に注意しましょう。

⑤脱水予防

脱水は、血液の流れを悪くします。入浴や運動の前後、気温が高い日や発汗の多いときは、必ず水分補給をさせましょう。

POINT！

・高齢者は、胸痛を感じないことがあります。体調の変化に気づいたら、医療職に報告しましょう
・発作時に使用する薬が処方されていることがあります。発作時の対応については、医師の指示に従いましょう

▶2-9

心不全の特徴

　心不全とは、心臓のポンプ機能が低下して、全身に必要な血液を送り出せなくなった状態のことをいいます。心不全の主な原因は、心筋梗塞や高血圧症などの循環器疾患ですが、風邪や過労、ストレス、脱水などが誘因となって心不全が起こることがあるといわれています。

心不全の種類と症状

　心臓は4つの部屋に分かれています（詳しくは、1-4「循環器系の変化」を参照）。左心室の機能が低下した状態を**左心不全**、右心室の機能が低下した状態を**右心不全**といいます。

　長期間にわたって心臓の機能が低下し、症状が徐々に進んだ状態を**慢性心不全**といいます。そして、急に心臓の機能が低下して心不全になった状態を**急性心不全**といいます。

● 慢性心不全と急性心不全の主な症状

慢性心不全	動悸、息切れ、全身倦怠感、呼吸困難（起坐呼吸）、むくみ、食欲不振、咳など
急性心不全	呼吸困難、血圧低下、不整脈、頻脈など

ケアのポイント

①早期発見

　高齢者の場合、自覚症状がはっきりと現われないことが多く、動悸や息切れなどがあっても、「歳のせいかな」と考えて対処が遅れる場合があります。そして、風邪などにより心不全の症状が現われ、重症化して

いることがあります。「食欲がない」「元気がない」「疲れやすい」など、利用者の様子がいつもとちがうと思ったら、医療職にすぐに報告しましょう。

②**水分・塩分の制限**

水分や塩分制限がある場合は、医師の指示を守るように利用者に指導しましょう。水分制限のある利用者は、飲水量を測定しましょう。

③**運動と休息**

運動や過労は心臓に負担がかかります。どの程度の運動であれば可能なのかを医師に確認しておきましょう。

④**内服の管理**

強心薬や利尿薬などの処方されている薬は、医師の指示どおりに確実に内服させましょう。

⑤**体位の工夫**

座っていないと呼吸が苦しくなることがあります（起坐呼吸）。利用者が楽な体位で過ごせるように介助しましょう。

⑥**入浴**

浴室と脱衣所の寒暖差に注意しましょう。

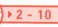

高血圧症の特徴

診察室血圧と家庭血圧

高血圧症は、血圧値が常に基準値よりも高くなっている病気で、脳卒中や心臓病などさまざまな合併症を引き起こします。軽症のうちは自覚症状がないため、合併症の発症まで気づかないことが多いです。

診察室での測定値を診察室血圧、家庭での測定値を家庭血圧と呼びます。診察室血圧は家庭血圧よりも高い傾向があります。家庭ではリラックスした状態ですが、病院では白衣の着用による緊張や、通院などによる運動の影響があるからだといわれています。

● 異なる測定法における高血圧基準（mmHg）

	収縮期血圧 ……… 拡張期血圧
診察室血圧	140 以上かつ／または 90 以上
家庭血圧	135 以上かつ／または 85 以上

出典：日本高血圧学会「高血圧治療ガイドライン2014」をもとに作成

診察室血圧では高血圧で、家庭血圧が正常な場合などを白衣高血圧と呼びます。逆に診察室血圧は正常で、家庭血圧が高い場合などを仮面高血圧と呼びます。仮面高血圧は、心筋梗塞や脳血管障害を引き起こすおそれがあるといわれています。

● 成人における血圧値の分類（mmHg）

分類		収縮期血圧 ……… 拡張期血圧
正常域血圧	至適血圧	＜ 120　かつ　＜ 80
	正常血圧	120 〜 129 かつ / または 80 〜 84
	正常高値血圧	130 〜 139 かつ / または 85 〜 89
高血圧	Ⅰ度高血圧	140 〜 159 かつ / または 90 〜 99
	Ⅱ度高血圧	160 〜 179 かつ / または 100 〜 109
	Ⅲ度高血圧	≧ 180 かつ / または ≧ 110
	(孤立性)収縮期高血圧	≧ 140 かつ / または ＜ 90

出典：日本高血圧学会「高血圧治療ガイドライン2014」をもとに作成

🔛 高血圧症の種類

　高血圧症には、原因がはっきりしない**本態性高血圧**と、高血圧を引き起こす原因となる病気がある**二次性高血圧**があります。

● 本態性高血圧と二次性高血圧のちがい

種類	原因
本態性高血圧	遺伝、加齢、肥満、ストレス、喫煙、飲酒、運動不足、塩分の摂りすぎなど
二次性高血圧	腎臓の病気、ホルモン異常など

🔛 ケアのポイント

①食事

　カロリーや塩分の制限がある場合は、その指示を守りましょう。在宅療養者の場合は、介護職が自宅での食事について確認することが大切です。

②入浴

　急激な温度変化は血圧を変動させるため、温度差が激しくならないよ

うに注意します。脱衣所と浴室の温度差がないようにし、ぬるめのお湯で長湯をさせないように注意しましょう。

③**内服の管理**

処方されている薬を確実に内服させます。自分で薬を管理している利用者の場合は、内服の確認をしましょう。

④**運動**

適度な運動は高血圧や肥満、糖尿病の予防にもつながります。医師と相談して、適度な運動を利用者に行なってもらいましょう。

> **POINT！**
> ・利用者の血圧値を把握することはとても大切なことです。しかし、介護職が血圧値を自己判断してはいけません

肺炎の特徴

　65歳以上の人の死亡原因の上位は、ここ数十年間は変わらず「がん」「心疾患」「肺炎」「脳血管疾患」となっています。そのなかでも、**肺炎**の死亡率が増加傾向にあります。高齢者は加齢にともない体力や抵抗力が低下するため、細菌やウイルスによる感染症にかかりやすく、また、複数の持病を持っていることが多いため、感染症にかかると重症化しやすいといわれています。そのため、医療が進歩して治療薬が開発されていても、肺炎は高齢者にとって死に至る病気の一つなのです。

高齢者における肺炎の特徴

　一般的な肺炎の症状は、発熱、咳、痰、呼吸困難、全身倦怠感、食欲不振などですが、高齢者の肺炎の特徴は、以下のとおりです。

①肺炎の典型的な症状が出にくい

　発熱、咳、痰などがあまり見られず、倦怠感がある程度という状態も少なくありません。そのため発見が遅れ、診断されたときにはすでに重症化しているケースが多いのです。また、高齢者は心臓病や糖尿病、肺気腫などの持病を持っていることも多く、こうした場合は肺炎が重症化しやすいです。このような高齢者の肺炎の特徴を介護職が理解し、「軽い風邪かな」と思わずに、医療職に報告することが大切です。

> **POINT！**
> ・重症化しやすいので早期発見が大事
> ・高齢者の肺炎の特徴を理解し、「肺炎かも？」と気づくことが大事

②誤嚥性肺炎が多い

　嚥下機能が低下するため、飲食物が気管に入ってしまい、その飲食物や唾液などとともに、細菌が気管から肺に入ることで肺炎を発症します。これを**誤嚥性肺炎**といいます。

　気管に異物が入ったとき、私たちは異物を除去しようと反射的に咳をします。しかし、高齢者はこの反射が低下しているため、肺炎を発症しやすいのです。また、寝ている間に口腔内の唾液や食べ物の残りかすが気道に入り、知らない間に少しずつ誤嚥している場合があります。これを**不顕性誤嚥**といい、高齢者の肺炎の大きな原因となっています。

　誤嚥性肺炎は、脳血管疾患や長期臥床によりADLが低下している利用者には、特に注意が必要です。これを予防するため、介護職が口腔内を清潔にすることや、食事や寝る際の姿勢を工夫することが大切です。

🏥 肺炎予防のポイント

①手洗い、うがい、口腔ケアの励行

- 介護職が感染源にならないよう、自身の手洗いとうがいを励行しましょう。また、必要時にはマスクを着用しましょう（詳しくは、第5章「感染症対策はこうする」を参照）
- 細菌の侵入を防ぐため、利用者の手洗いとうがいも励行しましょう
- 毎日、利用者の歯磨きをして口腔内の清潔を保ちましょう（詳しくは、第4章「医療的ケアのポイント」を参照）

②誤嚥予防

- 利用者が、しっかり覚醒した状態で食事をとることが大事です。ぼうっとしていると嚥下がますます悪くなり、誤嚥の危険性が高くなります
- 落ち着いた環境で食事をとってもらうことが大切です。周囲が騒がしいと食事への注意が散漫になり、誤嚥しやすくなります
- ゆっくりと食事をしたり、少量ずつ口に入れるように利用者に声をかけます。急いだり、一回に多くの量を口に入れると、上手く飲み込めずにむせの原因になりますので、介護職が介助する場合は、利用者の

ペースに合わせて食物を口に入れることが重要です
- 嚥下機能の低下を防ぐために、食事に必要な口・舌・頬などの運動を行なうこと（嚥下体操）で、唾液の分泌を促し、飲み込みにくさやむせの軽減を図りましょう（詳しくは、第4章「医療的ケアのポイント」を参照）
- 利用者の嚥下機能に合った食事の形態を工夫します
- 食事は、前かがみの姿勢をとってもらいましょう。上を向いた姿勢では、気道のふたが閉まる前に食物が気道に入り、誤嚥の危険性があります
- 胃液の逆流を防ぐために、食後30分くらいは座ってもらいましょう
- 口腔ケアを毎食後に行ないましょう。利用者が食事をしていない場合でも口腔内は汚れていますので、歯磨きを行ないましょう

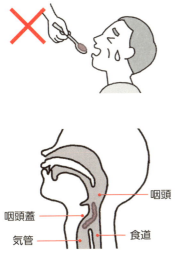
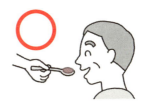
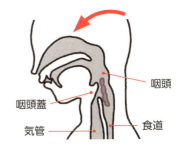

上を向いていると食物が咽頭から気管に入りやすく、誤嚥しやすい

前かがみになると咽頭と気管に角度がつき、誤嚥しにくい

▶2-12

気管支喘息の特徴

　気管支喘息は気管支に慢性的な炎症が起こり、その結果、気管支が狭くなり、咳や呼吸困難などの症状が出ます。子どもの喘息の原因はアレルギーによるものですが、中高年以降に発症する喘息は、細菌やウイルスによる気道内の感染が原因であることが多いです。高齢者は呼吸機能が低下しているので、命に関わることもあります。

気管支喘息の症状

・息を吐いたときにゼーゼー、ヒューヒューという音が聞こえます（喘鳴）
・気管、気管支が狭くなっているため、息を吐き出しにくく呼吸が苦しくなります。上半身を起こしたほうが呼吸が楽になります（起坐呼吸）
・痰がからむ咳が見られます

ケアのポイント

・処方されている薬は、医師の指示どおりに使用してもらいます。症状が落ち着いているからと、利用者や介護職が自己判断で中止してはいけません
・利用者の室内の掃除、シーツ交換などにより清潔な環境を心がけます
・風邪などの感染症の予防を心がけてもらいます
・急激な温度変化や冷たい空気を吸い込まないように注意を促します
・ストレスや睡眠不足、過労を避け、規則的な生活を心がけてもらいます
・体操やウォーキングなどの運動で体力の保持に努めてもらいます

慢性閉塞性肺疾患（COPD）の特徴

慢性閉塞性肺疾患（COPD）とは、従来、慢性気管支炎や肺気腫と呼ばれてきた病気の総称です。喫煙や大気汚染などにより有害物質を長期に吸い込むことで、肺に炎症を起こし、徐々に呼吸機能が低下する病気です。主な原因は喫煙であることから、「肺の生活習慣病」ともいわれています。

症状と日常生活への影響

代表的な症状は、息切れと慢性の咳や痰です。悪化すると息切れが強くなり、息苦しさのために歩行や入浴、食事、会話などが困難になります。このように日常生活にさまざまな支障をきたしますので、早期に適切な治療を受け、重症化させないことが大切です。

身体を動かすと息切れが強くなるため、あまり身体を動かさなくなります（身体活動量の低下）。それにより、食欲低下による栄養不足や筋力低下による呼吸機能の低下が起こり、息切れがますます強くなるという悪循環を繰り返します。

ケアのポイント

①**食事**

息切れや身体活動量の低下により、食欲が低下します。呼吸に使う筋肉（呼吸筋）を一生懸命動かして呼吸するため、多くのエネルギーを使いますが、食欲低下により十分に食事がとれないことから、栄養不足になり、やせてしまいます。十分な栄養をとることは、呼吸筋の維持や病気に対する抵抗力を高めます。また、満腹になり胃が膨らむと息苦しさが増すので、1回の食事で大量に食べないように気をつけてもらいま

す。1回の食事量を減らした分、食事の回数を増やしたり間食を取り入れたりして、必要栄養量は摂取してもらうように工夫しましょう。

②運動
筋力や体力の低下を予防するために、ストレッチ体操などの運動を毎日の生活に取り入れましょう。運動の内容は医師に相談して決めます。

③感染予防
感染症に対する抵抗力が低下しています。利用者も介護職も、うがいや手洗いなどの予防対策を忘れないようにしましょう。

④呼吸法
息苦しさを軽減し、呼吸を楽にする呼吸法として「口すぼめ呼吸」があります。慢性閉塞性肺疾患の人は、気道が狭く、息を十分に吐き出すことができません。吐き残しがあると新しい空気を吸えないので、しっかりと吐き出すことが大切です。

※口すぼめ呼吸
　鼻から息を吸い、口をすぼめてゆっくりと息を吐く呼吸法です。息を吐くときは、吸うときの倍の時間をかけてゆっくりと吐きます。肺の空気を全部吐き出すようなイメージで、口笛を吹くような口の形でゆっくりと息を吐きます

⑤入浴
入浴は体力を消耗しますので、長湯はやめましょう。また、胸に水圧がかかると息苦しくなるため、湯船には肩まで浸からず利用者の胸の下くらいまでにしましょう。

⑥排泄
和式トイレはかがみ込むときに体力を要しますので、洋式トイレを使いましょう。また、長く座っていることやいきむことで呼吸が苦しくなることがありますので、便秘を予防することが大切です。

▶2-14

糖尿病の特徴

糖尿病は、インスリンという血糖値を下げるホルモンの作用が十分でないため、血糖値が高い状態（高血糖）が続く病気です。自覚症状がないため、放置すると血管が硬くなり（動脈硬化）、神経が障害され、さまざまな合併症を引き起こします。血糖値をコントロールするための食事療法、運動療法、薬物療法が行なわれます。糖尿病の種類は以下のとおりです。

● 糖尿病の種類

1型糖尿病	・すい臓のインスリンを分泌する細胞が壊れることで、インスリンの分泌が障害される ・子どもや若年者に多い ・インスリン療法を行なう
2型糖尿病	・食べ過ぎ、運動不足、肥満などが原因で発症する ・中高年以降に多い ・食事療法、運動療法、薬物療法を行なう

糖尿病の症状

初期は自覚症状がほとんどありません。症状が進行すると次のような症状が見られます。
・口渇（のどが渇く）　・多飲（水をたくさん飲む）
・多尿（尿量が多くなる）　・頻尿（トイレに行く回数が増える）
・体重減少　・全身倦怠感　・傷が治りにくい

🏥 糖尿病の三大合併症

　糖尿病でこわいのは合併症です。高血糖が長く続くと全身の血管が障害され、心筋梗塞や脳卒中、腎障害、網膜症や神経障害などを引き起こします。**糖尿病性神経障害**、**糖尿病網膜症**、**糖尿病性腎症**は「糖尿病の三大合併症」と呼ばれています。

〈糖尿病性神経障害の特徴〉

　末梢神経の伝達機能が障害されることによって起こります。最も早く出てくる合併症といわれています。糖尿病性神経障害の特徴は、以下のとおりです。

● 糖尿病性神経障害の特徴

自律神経障害	胃腸障害(便秘・下痢)、起立性低血圧(立ちくらみ・失神)、発汗異常、排尿困難、インポテンツ、無痛性心筋梗塞
知覚神経障害	しびれ、冷感、神経痛、感覚麻痺、こむらがえり、顔面神経・外眼筋・聴神経の麻痺

〈糖尿病性神経障害におけるケアのポイント〉

①足の観察

　痛みを感じにくくなっているため、足の小さな傷ややけどに気づかず、感染や壊疽を起こして足を切断せざるを得ないこともあります。毎日、足の観察をして傷がないかを確認します。また、切り傷やたこ、魚の目などを発見した場合は、医師の診察を受けさせましょう。

②やけどの予防

　足先の温度感覚が鈍り、熱さを感じないことがあります。やけどを防ぐために、湯船に入るときには、必ず湯加減を確かめましょう。また、カイロや湯たんぽによる低温やけどにも注意が必要です。

③靴ずれの予防と足の清潔

　大切なことは、足を清潔に保つことと傷をつくらないことです。靴ずれによる傷をつくらないために、足に合ったサイズの靴を選び、夏でも

靴下を履いてもらいましょう。靴下は通気性のよい綿のものを選び、毎日履き替えてもらいます。下駄やサンダルは、傷をつくりやすいので履かないように指導しましょう。

> **POINT！**
> ・神経障害により感覚が鈍くなると、事故やけがの危険が大きい
> ・熱さ→熱いお風呂、湯たんぽやあんかなどでやけどをしてしまう
> ・痛み→けがをしても気づかず、処置せず放置して傷が化膿してしまう

〈糖尿病網膜症の特徴〉

網膜の血管障害で起こり、自覚症状がないまま進行します。重症になると失明することもあります。糖尿病と診断されたら定期的に眼科で検査を受け、適切な時期に治療することが大切です。激しい運動は網膜症を進行させることがあるため、医師の指示を守りましょう。

〈糖尿病性腎症の特徴〉

腎臓の血管が障害され、老廃物をろ過する機能が低下します。糖尿病性腎症が進行すると腎不全になり、人工透析が必要になります。糖尿病性腎症の発症と進行を防ぐために、食事療法にきちんと取り組むことが大切です。

糖尿病と感染症

糖尿病の合併症でこわいのは、感染症です。糖尿病があると感染症にかかりやすいだけでなく、重症化したり、回復するのに時間がかかったりします。感染症により血糖値が上昇し、糖尿病の状態がより悪くなり、感染症をさらに進行させるという悪循環が生まれます。高齢者の場合は、加齢による抵抗力の低下もあるため、介護職は、糖尿病のある利用者の感染予防に注意をしてケアをすることがとても重要です。

● 起こりやすい感染症とケアのポイント

感染症	ケアのポイント
歯周病	・毎食後に口腔ケアをして清潔を保ちます。その際、歯ブラシなどで傷つけないように注意しましょう ・口腔ケアのときに、口腔内を必ず観察しましょう。歯ぐきの傷や腫れ、痛みなどを見つけたら、すぐに医療職に報告しましょう
尿路感染症	・水分をなるべく多くとるように促します ・陰部の清潔を保ちます。おむつ交換の際は、陰部清拭や洗浄を必ずしましょう ・排便後は、前から後ろに拭きます
風邪、肺炎、肺結核	・手洗い、うがいを励行します ・インフルエンザが流行する前に予防接種をします ・「風邪かな」と思ったら、医療職に報告しましょう
皮膚感染症	・白癬（水虫）になりやすいので、足の清潔を保ちましょう。入浴後は、足指の間の水分はよく拭き取ります ・高齢者は皮膚の乾燥によりかゆみが生じます。皮膚をかいて傷つけないように保湿を心がけましょう ・靴ずれを予防しましょう。また、足の観察と清潔も必ず行ないましょう ・陰部や口腔など皮膚の薄い部分は傷つきやすく、そこから感染を起こします。ケアの際は、傷をつくらないように注意しましょう

〈感染しやすい理由〉

　私たちの身体は、細菌やウイルスなどの病原体が体内に侵入すると、白血球が病原体を取り囲んで食べてしまうことで、感染を防いでいます。糖尿病になると、この感染を防ぐ働きが弱くなるために感染しやすい状態になります。感染を防ぐ機能が弱くなる理由は、次のとおりです。

①高血糖により白血球の機能が低下する

　血糖値が高くなると、白血球の機能が低下し、細菌やウイルスを排除する力が弱くなるため、感染しやすくなります。

②**全身の血管障害により血流が悪くなる**

　高血糖状態が長く続くと、細い血管が障害され、血液の流れが悪くなります。そのため、細菌やウイルスに感染した部分に白血球が届かなくなり、細菌やウイルスが繁殖しやすい状態になります。

③**糖尿病性神経障害により感覚が鈍くなる**

　神経障害がある場合、感覚が鈍くなって痛みを感じないことがあり、傷の発見が遅れることがあります。抵抗力が低下しているため、細菌が増殖し、気づかないうちに重症化します。

低血糖の特徴

　食事量、運動量、薬の飲み間違いなどによって血糖値が異常に低くなり、意識消失や昏睡などの低発作（低血糖発作）を起こすことがあります。介護職は低血糖について理解し、予防や早期発見を心がけましょう。

〈低血糖の症状〉

　強い空腹感、あくび、倦怠感、無表情、冷や汗、ふるえ、意識喪失、けいれん、深い昏睡　など

〈低血糖が起こる要因〉

・食事の時間が遅くなった　・食事の量がいつもより少ない
・いつもより運動をした　・空腹時に運動や入浴をした
・薬を間違えて多く飲んでしまった

> **POINT！**
> ・空腹時の運動や入浴はやめさせましょう
> ・いつもと食事量や運動量がちがうときは、医療職に報告しましょう
> ・低血糖発作が起きたときの対処法は、医師に指示を受けておきましょう

骨粗鬆症の特徴

　骨粗鬆症（こつそしょう）とは、骨量（骨密度）が減少することで、骨の内部がスカスカになり、骨が弱くなる病気です。そのため、骨粗鬆症になると、わずかな外力（がいりょく）でも骨折してしまいます。

　骨折が原因で要介護状態になったり、寝たきりになったりします。そして、寝たきりから認知症が進行することも少なくありません。これらを予防するために、骨粗鬆症と骨折の早期発見、早期治療がとても大切です。

骨粗鬆症の原因

　骨粗鬆症は、圧倒的に女性に多い病気です。骨は常に新陳代謝を行なっていますが、その新陳代謝に関わっているのが、女性ホルモンの一種であるエストロゲンです。閉経後にエストロゲンの分泌が大幅に減ることが、女性に骨粗鬆症が多い理由です。また、薬の副作用や他の病気により骨粗鬆症になる場合もあります。

骨粗鬆症の症状

　骨粗鬆症は、骨折がなければ自覚症状はありません。上述のとおり、骨粗鬆症になると、わずかな外力でも骨折してしまいます。次ページの表にあるように、大腿骨頚部骨折（だいたいこつけいぶ）は、寝たきりの原因になります。

　また、日常生活のなかで知らないうちに骨折している場合があり、徐々に背骨が曲がって変形することがあります。これを脊椎圧迫骨折（せきつい）といいます。脊椎圧迫骨折は激しい痛みをともなわない場合があるため、発見が遅くなることが多いです。

● **骨折しやすい部位**

足のつけ根 （大腿骨頸部骨折）	・転倒やしりもちをついたときに骨折しやすい ・手術や長期間のリハビリが必要となり、寝たきりの原因になりやすい
手首 （橈骨遠位端骨折）	・転倒して手を地面や床についてしまったときに、骨折しやすい
肩 （上腕骨近端骨折）	・転倒で直接肩を打ったときや、肘や手をついたときに骨折しやすい
背骨 （脊椎圧迫骨折）	・尻もちをついて転倒したときに、腰の骨が圧迫されて骨折しやすい ・日常生活のなかで知らないうちに骨折している場合があり、徐々に背骨が曲がって変形することがある

ケアのポイント

①運動

骨は刺激を受けることで強くなるため、散歩などの運動を生活にとり入れるように指導しましょう。

②食事

カルシウムやビタミンD、たんぱく質を多くふくむ食品をとるように指導しましょう。

③日光浴

カルシウムの吸収率を高めるビタミンDは、日光（紫外線）に当たることにより体内で生成されるため、散歩などで日光に当たるようにすすめましょう。

④転倒・転落予防

骨折を予防するために、利用者も介護職も転倒や転落に注意しましょう（詳しくは、第3章「緊急時の対応を押さえよう」を参照）。

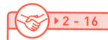 ▶ 2 - 16

関節リウマチの特徴

　関節リウマチは、関節を包んでいる滑膜（かつまく）に炎症が起こり、関節が腫れて痛み、進行すると関節の変形や機能障害が起こる病気です。好発年齢は30～50歳代、男女比は1対3～4で、女性に多いといわれています。原因には遺伝や免疫異常などが関与しているといわれていますが、まだ詳細は明らかになっていません。

🞣 関節リウマチの症状

①関節の腫れと痛み
　関節リウマチの主な症状は、関節の腫れや痛みです。また、左右の同じ関節に症状が現われるのが特徴的です。炎症の強い部位の関節は腫れや熱感があり、安静にしていても痛み、関節を動かすとさらに痛みが強くなります。

②朝のこわばり
　関節リウマチは、指や手首などの関節がこわばって動かしにくくなります。朝、起きたときに強いこわばりがあります。昼寝や、長い時間じっとしていて関節を動かさないでいたときにもこわばりがあります。

③関節の変形・拘縮
　病状が進行すると、手指や足指に特有の関節の変形・拘縮（こうしゅく）が起こります。手指の関節が変形・拘縮すると、物をつかめなくなります。足趾（そくし）の関節が変形・拘縮することで、靴が履けなくなることがあります。

④関節以外の症状
　倦怠感や微熱、食欲低下、体重減少、貧血、目の渇きなどがあります。

ケアのポイント

①安静と運動

関節痛や炎症、発熱があるときには安静が必要です。しかし、あまり安静にしていると筋肉が萎縮し、筋力低下や関節拘縮が起こり、日常生活に支障が出ます。そのため、筋力と関節の動きを維持する運動が大切になります。安静と運動のバランスがとても大切ですので、医師に運動内容や方法を相談しながら、運動をしてもらいましょう。

②保温

関節を冷やすと関節痛が強くなります。冬の防寒だけでなく、夏の冷房による冷えにも十分注意しましょう。冷房の風が直接あたったり、長くあたったりしないように気をつけましょう。

また、入浴で身体を温めることで関節痛が軽減します。寒い日や入浴ができないときは、手浴や足浴で温めましょう。入浴後は、身体の水分をよく拭き取り、湯冷めに注意しましょう。

③関節に負担をかけない日常生活の工夫

洋式の生活様式に変えることで、起き上がりや立ち上がりなどの動作を容易にし、関節の負担を軽くすることも大切です。水道の蛇口やドアノブも、レバー式のほうが力をかけずに使いやすいです。持ちやすい食器や、自助具を利用することで、関節への負担をかけない工夫をしましょう。

▶2-17

変形性関節症の特徴

　関節は骨と骨とをつなぐ部分で、肩や肘、股、膝、手足の指の曲げ伸ばしができるような構造になっています。関節部分は、骨と骨とのクッションの役割や滑らかな動きを可能にしている軟骨で覆われています。何らかの原因で、軟骨がすり減り、関節の痛みや腫れが起きる病気が**変形性関節症**です。関節そのものに明らかな原因がない**一次性変形性関節症**と、けがや病気などが原因となる**二次性変形性関節症**に分けられます。いずれも症状をやわらげることと、関節の機能低下を防ぐことが治療の基本となります。

　変形性関節症は、全身のどの関節にも発生しますが、体重や運動による負担がかかる膝関節や股関節に発生しやすく、加齢により発生頻度が増加します。中年以降の女性に多いといわれています。

● 変形性関節症の原因

一次性	加齢、筋力の低下、肥満、スポーツなどによる関節の酷使など
二次性	骨折、靭帯損傷、半月板損傷、脱臼、慢性関節リウマチ、痛風など

変形性関節症の主な症状

①痛み

　軟骨がすり減ったり、骨が変形することによって、関節に炎症が起き痛みを感じます。また、関節に負荷がかかったときや、関節を動かしたときに痛みがあります。

②関節に水がたまる

　関節は関節包という膜で包まれ、関節包の内側にある滑膜からは、潤滑油の役割をする関節液が分泌、吸収されています。炎症により、この

バランスが崩れて関節に水がたまります。
③**関節の変形**
　軟骨がすり減り、骨への衝撃が大きくなると、骨が変形していきます。変形性膝関節症ではO脚になったり、変形性股関節症では左右の足の長さにちがいが現われたりすることがあります。
④**関節の動きが制限される**
　関節の痛みや変形などで、関節が動かしにくくなります。関節の曲げ伸ばしが制限され、しゃがむことや正座、あぐらが困難になります。

ケアのポイント

①**関節に負担をかけない**
・長時間の歩行や階段昇降は関節への負担が大きいため、なるべくエレベーターやエスカレーターを使ってもらいましょう。また、歩行時に杖やサポーターなどを使って関節への負担を軽くすることも大切です
・肥満も、関節に負担をかける原因の一つです。適切な食事と運動で減量を指導します
・いす、ベッド、洋式便座を使用する生活環境の調整をすすめましょう

②**適度な運動をする**
　肥満だけでなく、筋力の低下を防ぎ、関節の動く範囲を維持するためにも運動は大切です。しかし、無理な運動は病気の悪化にもつながるため、医師に相談したうえで行なってもらいましょう。

③**関節を冷やさない**
　冷えると血行が悪くなり、関節の動きが悪くなったり、痛みが強くなったりします。毎日の入浴やサポーターなどで保温を心がけましょう。

▶2 - 18

腰部脊柱管狭窄症の特徴

　脊柱管狭窄症は、神経が通っている脊柱管が狭くなり、神経や血管が圧迫される病気です。脊柱管狭窄症は、狭窄のある部分の痛みと圧迫された神経の部分に痛みやしびれが現われます。腰部の脊柱管狭窄症の場合は、腰痛のほかに、歩いたり立ち続けたりすると下肢の痛みやしびれが出るという特徴的な症状が現われます。

　加齢にともない、骨・椎間板・関節・靭帯などが肥厚や変形し、それが原因で脊柱管の狭窄が起こります。このほか、先天的の場合や外傷によって狭窄が起こる場合もあります。

腰部脊柱管狭窄症の主な症状

・下肢の痛み　・腰痛　・下肢のしびれや違和感　・間歇性跛行
・排尿・排便障害

間歇性跛行とは

　腰部脊柱管狭窄症の特徴的な症状として、**間歇性跛行**があります。間歇性跛行は、安静にしているときは痛みやしびれはないのですが、歩き続けたり立ち続けたりすると、下肢の痛みやしびれ、つっぱり感が強くなり、歩きにくくなったり歩けなくなったりする症状です。この症状は、しばらく前かがみになって休むとなくなります。

　腰部脊柱管狭窄症の場合、痛みやしびれは脊柱管が広くなる前傾姿勢では軽減し、脊柱管が狭くなる立位や伸展姿勢では増強します。前かがみになると脊柱管への圧迫は緩みます。そのため、しばらく前かがみになって休むことで、歩くことができるようになるのです。自転車に乗っているときは痛みがありませんが、それは、自転車をこぐときに前かが

みの姿勢になるからです。

🔲 ケアのポイント

①日常生活の指導
- 脊柱管への圧迫が緩むと痛みやしびれ、間歇性跛行が起こりにくくなります。背中を反らさず、少し前かがみになる姿勢を指導しましょう
- 前かがみの姿勢は、バランスを崩し転倒する危険があります。杖やシルバーカーを使用することをすすめましょう
- 仰向けは避けましょう。どうしても仰向けになる場合は、膝の下に丸めたタオルや座布団を入れましょう

②運動する場合
　長時間の歩行や背筋を伸ばした姿勢での歩行は、利用者にとってはとても辛いものです。間歇性跛行が出ないように歩行時間や姿勢に注意し、ときどき座って休息するようすすめましょう。

うつ病の特徴

　うつ病は気分の落ち込み、興味や喜びがなくなるなどの精神的な症状と、食欲不振や不眠などの身体的な症状が現われる病気です。高齢者の場合、身体的・精神的な衰えや配偶者や友人との死別、定年退職や子どもの独立による役割・いきがいの喪失などが要因といわれています。一日のなかでも朝に症状が強く、午後になると軽快します。

● うつ病の症状

精神症状	・気分が落ち込む　・意欲がなくなる　・興味がわかなくなる ・喜びや楽しさを感じなくなる　・集中できなくなる　・悲観的になる ・不安、イライラ、焦りがある　・服装を気にしなくなる　など
身体症状	・食欲不振　・頭痛　・不眠または睡眠過多　・めまい　・耳鳴り ・肩こり　・胃痛　・疲労感　・倦怠感　など

高齢者のうつ病の特徴

・不安や焦り、気ぜわしさを訴えることが多いです
・食欲不振、頭痛、めまい、耳鳴り、吐き気、動悸など身体症状を訴えます
・認知症と症状が似ているため、認知症と間違えられやすいです

ケアのポイント

・気晴らしを強要せず、ゆっくり休養できる環境を整えましょう
・利用者の話をよく聴き、激励せずに共感します
・「死にたい」という言葉を聞き流さず、医療職に相談しましょう

第3章

緊急時の対応を押さえよう

緊急時対応の知識は
なぜ必要なのか？

🚑 緊急時には医療職と連携して対応することが重要

　本章では、利用者の健康や生命に危険が差し迫り、速やかな対応が求められる事態を「緊急時（緊急事態）」として扱います。

　前述のように、高齢者はさまざまな身体の機能が低下しているため、いくつもの疾患を抱えていることが多いです。それらの疾患は互いに関連し合っていることも多く、急激に病状が悪化（急変）して生命に関わることがあります。

　また、運動機能や嚥下機能、知覚機能などが低下することにより、食事や排泄、入浴のケアを行なう際にも、転倒や誤嚥、熱傷などの事故により生命に関わることがあります。このように介護職は、いつ何時、急変や事故などの緊急事態に遭遇するかわかりません。

　心臓が止まってから時間がたつほど命が助かる可能性は低くなり、助かったとしても脳に障害が残る可能性が高くなります。そのため、緊急時には介護職と医療職が連携し、迅速かつ適切に対応することが重要です。

　医療職が常駐しているとは限らない介護現場において、緊急時に介護職に求められることは、**利用者の状態の変化に早く気づき、医療職に連絡・相談・報告する**ことです。そして、医療機関を受診するまでや、救急隊が到着するまでに**適切な手当（応急手当）**をすることです。そのために介護職は、緊急時対応の基本的な知識を身につけることが必要です。

🚑 緊急時への準備

　緊急時にあわててしまった原因を振り返ると、日ごろから準備してお

けば問題がなかったと思うことが少なくありません。そのため、日ごろから以下のような準備をしておきましょう。

①医療機関、主治医との連携を確認する

　緊急時に相談・受診できる医療機関との連携体制を整えておきましょう。連携をスムーズにするために、以下のことを確認しておくとよいです。
・平日と休日、昼間と夜間、年末年始などの受け入れ態勢や、対応可能なケース
・主治医に、利用者に起こり得る緊急事態とその予防法や対応法

②緊急時の体制とマニュアルを整備する

　日勤と夜勤では、職員の人数や業務の流れがちがうため、緊急時の対応マニュアルは、日勤と夜勤それぞれを作成しておきましょう。また、職種ごとの役割分担を明確にしておくと、緊急時の連携がスムーズになります。

③利用者の情報を一つのファイルにまとめておく

　緊急時対応に必要な情報をまとめておくと、あわてずに、必要な連絡や報告ができます。たとえば、以下のような情報です。
・氏名、生年月日、性別、住所、血液型、家族の連絡先
・かかりつけ医の連絡先、かかりつけ医との緊急時対応の申し合わせ事項
・治療中の病気（現病歴）、今までにかかった病気（既往歴）
・使用している薬、アレルギー　など

④利用者の急変をいち早く察知する

　利用者が急変したあとに、「そういえば、食欲がなかったな」「そういえば元気がなかったな」と感じることがあります。急変に至る前には、「いつもと様子がちがう」ということが多くあるのです。

　高齢者は症状の自覚が乏しいため、「何となく調子が悪い」「疲れた」というようなあいまいな訴え方をします。認知症や言語障害のある場合は、うまく訴えることができないこともあります。「何か変？」と感じたときに、何が起こっているのかを判断するのではなく、気づいたこと

や感じたことを医療職に報告・相談することがとても大切です。

　利用者の急変をいち早く察知するためには、利用者の健康状態がいつもと何かちがうということに気づく必要があります。そのために介護職は、利用者の日ごろの状態や生活の様子を把握しておきましょう。

利用者の健康状態を把握するポイント

　利用者に「大丈夫」と言われたから大丈夫だと思い、医療職に報告・相談せずに様子を見ていたら急変したということも少なくありません。

　利用者の健康状態は、**主観的情報**と**客観的情報**を合わせていつもと同じなのかどうかを考えることが重要です。「主観的情報」とは、利用者が話した内容そのものです。一方、「客観的情報」とは、体温測定や血圧測定などのように器具を使って測定した値や、食事の量や食べ方など介護職が観察したこと、介護職が利用者の身体に触れて感じたことなどです。

● **主観的情報と客観的情報**

主観的情報	・利用者が話した内容 ・利用者からの痛みや辛さなどの訴え
客観的情報	・体温、血圧、脈拍、身長、体重などの測定した値 ・顔色、匂い、手足の冷たさ、熱感など ・食事量、食べ方、話し方、身体の動きなど

バイタルサイン

バイタルサインで身体の異常の早期発見ができる

バイタルサインとは、生命（vital）の徴候（signs）という意味で、生きている状態を示すサインです。一般的には、**体温・脈拍・呼吸・血圧・意識レベル**のことを指します。利用者の身体に何か異常が起きていることを、バイタルサインの変化から知ることができます。

医療職は、バイタルサインで利用者の状態と対応を判断します。たとえば、介護職が「利用者の食欲がなく、元気がない」ことを医療職に相談するとき、その利用者の体温などのバイタルサインの数値を伝えることで、医療職は食欲低下の原因や対応を判断しやすくなります。介護職は、利用者の身体の異常の早期発見をするためにもバイタルサインについて理解しておきましょう。

バイタルサインの測定で注意すること

①緊急時には、バイタルサインの測定に時間をかけて応急手当が遅れてはいけません。利用者の状態が明らかに重篤であったり、体温計や血圧計がない、バイタルサインの測定に慣れていないなどの状況によっては、医療職への連絡を優先しましょう

②バイタルサインの一つの項目だけで利用者の状態を判断することはできません。バイタルサインだけでなく、顔色や表情、皮膚の冷たさや温かさ、冷汗なども一緒に観察することが大切です

バイタルサイン①　体温

私たちの身体内部の温度は、外部環境が変化しても一定に保たれるよ

うになっています。

　発熱は、感染症や体調不良のサインです。また、発熱が続くと脱水を起こす危険があります。このように体温は、利用者の健康状態を把握するための重要な情報になります。

　一般的に成人の正常体温は36度台を目安としていますが、高齢者は体温が低くなる傾向にあります。また、体温には個人差があるため、利用者の平熱と比べて考えることが大切です。介護職は、利用者の平熱を把握しておきましょう（体温の測定方法は、第4章「医療的ケアのポイント」を参照）。

🏥 バイタルサイン②　脈拍

　脈拍とは、心臓の収縮により全身に血液が送り出されることによって生じる動脈の波動のことで、体表面近くの動脈（次ページイラスト）で確かめることができます。脈拍から、心臓や血液循環の状態について知ることができます。

　脈拍の正常の目安は、1分間に60〜80回くらいで規則的なリズムです。脈拍のリズムが不規則な場合を**不整脈**といいます。緊急時には脈拍の異常を観察することが重要であるため、介護職も脈拍を確認できる部位と測定方法を覚えておくとよいでしょう。

〈測定方法〉
①脈拍数は、一般的に親指の付け根のところにある橈骨動脈で測定します。橈骨動脈に人差し指・中指・薬指の3本の指を当て、時計の秒針を見ながら1分間、脈拍数を数えます
②血圧が低下したときには橈骨動脈は触れにくくなるため、より心臓に近く太い総頸動脈で確認します。また、足の血液の流れは、足背動脈や大腿動脈で確認します

● 体表面近くの動脈

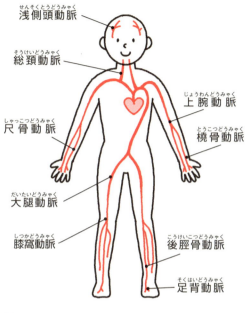

● 脈拍の測定方法

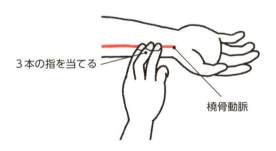

➕ バイタルサイン③　呼吸

　呼吸の数や深さ、音、リズムなどを観察することで、呼吸状態が把握できます。利用者が呼吸困難を訴えたときなどの緊急時には呼吸の観察が必要となることもあるため、測定方法を覚えておくとよいでしょう。

〈測定方法〉
① 呼吸の深さ、リズム、胸や腹部の動き、速さ、表情、体位を観察します
② 息を吸うと胸が膨らみ、息を吐くと胸がしぼんでいきます。この胸の動きを1分間数えます。呼吸は意識的にコントロールできるため、呼吸の測定を利用者に意識させないように測定します
③ 胸の動きが目で見てわかりにくいときは、利用者の顔に耳を近づけて呼吸音を確認します

🔛 バイタルサイン④　血圧

　血圧は、心臓から送り出された血液が血管の壁に与える圧力のことです。心臓が収縮して血液を送り出すときの血圧を**収縮期血圧**（最高血圧）、収縮した心臓が拡張したときの血圧を**拡張期血圧**（最低血圧）といいます。血圧から、心臓のポンプ機能や血液循環の状態を知ることができます。

　高血圧で薬を服用していたり、日ごろの血圧が低かったりと個人差があるので、介護職は、利用者の日ごろの血圧を把握しておくことが大切です（血圧の測定方法は、第4章「医療的ケアのポイント」を参照）。

🔛 バイタルサイン⑤　意識レベル

　意識障害は、脳やその他の臓器に重篤な障害が起こっていることが多く、生命に関わるため、迅速に対応する必要があります。適切な対応を判断するために、意識レベルの観察はとても重要です。

〈意識レベルの観察方法〉
① 利用者の名前を呼び、返答ができるかを確認します
・開眼して反応する場合は、握手などの指示を出して、反応の速さや正確さ、言葉の明瞭さなどを観察します
・言葉での返答がない場合は、利用者の口や目の動きでの反応があるか

を観察します
②呼びかけても反応がない場合は、軽く肩を叩いて刺激します
③呼びかけても反応がない場合は、爪を圧迫する、胸部を握りこぶしで圧迫するなどで痛み刺激を与えます

〈意識レベルの評価方法〉

意識障害のレベルを評価する方法として、ジャパン・コーマ・スケール（JCS：Japan Coma Scale）が広く使われています。刺激による覚醒状態の程度で意識レベルをⅠ、Ⅱ、Ⅲの3段階に分け、さらにそれぞれを3つに分けて、合計9段階で評価するため、「3－3－9方式」とも呼ばれています。

数字が大きくなればなるほど、意識障害が重症ということになります。

● JCS（Japan Coma Scale）

Ⅰ. 刺激しなくても覚醒している	1	だいたい意識清明だが、いまひとつはっきりしない
	2	見当識障害がある
	3	自分の名前、生年月日が言えない
Ⅱ. 刺激すると覚醒する	10	普通の呼びかけで容易に開眼する
	20	大きな声や身体を揺さぶることにより開眼する
	30	痛み刺激を加えつつ、呼びかけを繰り返すと、かろうじて開眼する
Ⅲ. 刺激しても覚醒しない	100	痛み刺激を払いのけるような動作をする
	200	痛み刺激で手足を動かす、顔をしかめる
	300	痛み刺激に反応しない

緊急時対応の基本

🆘 緊急時対応の基本手順とポイント

　緊急時対応で最も大切なことは、介護職が落ち着いて行動することです。緊急時に備えて、緊急時対応のポイントを覚えておきましょう。

①利用者の状態の確認
　緊急時の観察では、利用者の生命に関わる症状について確認することが大切です。どのような急変やけがでも、脈拍・呼吸・意識レベル・傷や出血の有無はとても重要な観察ポイントです（詳しくは、前項の「バイタルサイン」を参照）。

②応援の依頼
　緊急時には、医療職や家族への連絡、救急車の要請、応急手当の実施など、対応すべきことが多くあります。これらを迅速に行なうためには、一人で対応しようとせず、必ず応援を求め、複数で対応しましょう。

③応急手当の実施
　「意識がない」「心臓が止まっている」「呼吸が止まっている」など生命に関わる症状がある場合には、救急を目的とした応急手当を行ないます（**救急処置**）。それ以外の場合には、「症状の悪化防止と苦痛の軽減」を目的とした応急手当をします。不適切な応急手当は、症状を悪化させたり治療に支障をきたしたりするおそれがあります。応急手当の方法がわからなかったり、迷ったりしたときには、必ず医療職に相談しましょう。

▶3-4

救急車を要請する手順

　急に意識がなくなったり、呼吸をしていなかったり、大量の出血がある場合など、生命に関わる症状がある場合は、救急車を要請する必要があります。しかし、救急車の要請を迷う場合は、責任者や医療職に速やかに連絡して指示をもらいましょう。また、救急車を要請した場合にも、必ず、速やかに医療職や責任者に報告しましょう。

　本項で説明するのは、救急車の要請に関する基本的な内容です。救急車の要請方法や医療機関への搬送までの手順は、各施設の状況によって異なりますので、職場のマニュアルを確認しておきましょう。

救急車の要請が必要なとき

- 急に意識がなくなった、意識レベルが悪くなってきた
- 呼吸をしていない、呼吸困難がある
- 手足のしびれや麻痺、ろれつが回らない
- 突然の激しい頭痛、胸痛、腹痛がある
- 大量に出血している
- やけどが広範囲に及んでいる

救急車の要請の手順

　利用者が少しでも早く適切な医療を受けられるようにするためには、落ち着いて利用者の状況を伝えることが重要です。119番通報をすると、指令員から必要なことを順番に尋ねられるので、緊張せずに落ち着いて対応しましょう。また、救急隊から応急手当の指導があった場合には、それに従います。緊張せずにあわてないために、基本的な救急隊とのやり取りの流れを覚えておきましょう。

● 救急車を要請する際の流れ

1. 落ち着いて119番通報し、救急であることを伝える

2. 救急車に来てほしい場所の所在地を伝える
　・住所は市町村名から言う
　・目印となる建物や交差点を伝える

3. 状況を伝える
　・利用者の年齢、性別、氏名（誰が）
　・利用者の状態　（どうしたか）

4. 利用者との関係と連絡先を伝える
　・自分の名前と電話番号（場所が不明なときに問い合わせがある）

5. 救急隊が到着したら、利用者の状態を伝える
　・事故や急変したときの様子（いつ、どこで、どうして、どうした）
　・救急隊が到着するまでの容体の変化
　・利用者に行なった応急手当

● 救急車を要請するときに必要な情報

誰が	性別、年齢、氏名
どうした	誤嚥した、急に意識がなくなった、顔面蒼白で苦しがっている　など
いつ	本日の入浴時、5分前、昨夜　など
どこで	トイレで排泄中、食堂で食事をしていたとき　など
どうして	入浴時間が長かった、認知症で食べ物と間違えて口に入れた　など

3-5

一次救命処置のポイント

　一次救命処置は、急変やけがなどで呼吸や心臓が止まっている人に特別な器具がなくてもできる救命処置です。胸骨圧迫（心臓マッサージ）、気道確保、人工呼吸、AEDの使用の4つがあります。介護職が一次救命処置を速やかに行なうことで、利用者の救命につながります。緊急時にあわてず適切に対応できるように、一次救命処置の方法を覚えておきましょう。

周囲の状況確認と安全の確保

　たとえば、落下物の危険があったり、人の往来が多い場所などでは、その場にいることでけがをする危険があります。また、寒さや暑さが厳しい場所で倒れた場合、血圧や体温などの変動にもつながり、症状を悪化させる危険があります。このような危険が考えられる場合は、以下のような方法で利用者の安全を確保しましょう。

・安全な場所に移動させます。ただし、一人で動かすのがむずかしい状況のときは、無理をせずに応援が来てから移動します
・屋外や床で倒れた場合は、バスタオルや毛布、衣類などで頭や身体を保護します

呼吸の確認方法

　10秒以内で、普段どおりの呼吸をしているかを確認します。心臓が止まった直後に、しゃくり上げるような途切れ途切れの呼吸が見られます。これは死戦期呼吸といい、この場合は呼吸をしていないと判断します。呼吸の確認をしたが、判断に自信が持てない場合は、直ちに胸骨圧迫を開始します。

〈呼吸の確認方法〉
・利用者の胸部や腹部の上がり下がりを見る
・利用者の呼吸音を聞く
・介護職の頬を利用者の口や鼻に近づけ、利用者の息がかかるかを感じ取る

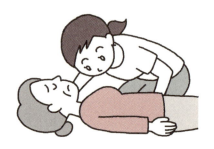

気道の確保の方法

　意識障害がある場合、あご、首、舌などの筋肉が弛緩するため、舌のつけ根が喉へ落ちこんで（舌根沈下）、気道が塞がってしまいます。気道が閉塞すると呼吸ができない状態になるため、あごの先を上に上げて、頭を反らして気道を確保します（頭部後屈顎先挙上法）。

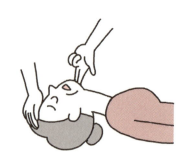

胸骨圧迫（心臓マッサージ）の方法

　胸骨圧迫（心臓マッサージ）は、動かない心臓の代わりに脳をはじめとする全身の臓器に血液を送るために行ないます。

・胸骨圧迫の部位は胸骨の下半分です。胸の真ん中を目安に両手を重ねておきます
・肘を伸ばしたまま真上から体重を利用して、胸が5cm程度沈むように圧迫します。ただし、6cmを超えないようにします
・一回ごとに、胸が元の位置に戻るまで十分に圧迫を解除し、1分間に100〜120回の速さで絶え間なく圧迫を続けます
・胸骨圧迫を一人で続けると疲労し、適切に行なうことがむずかしくなるため、複数で1〜2分を目安に交代します。交代の時間は最小にします

> **POINT！**
> ・救急隊に引き継ぐまで、あるいは利用者に普段どおりの呼吸や目的のある仕草が見られるまで続けます

● 胸骨圧迫の位置

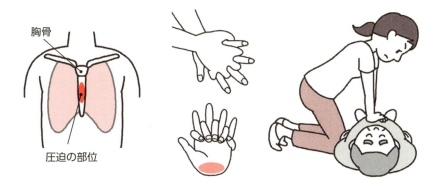

> **NG！**
> ・対象者に対して、身体が斜めになっている
> ・肘を曲げて圧迫している

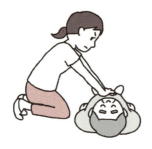 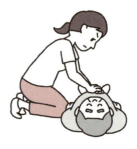

人工呼吸の方法

　人工呼吸でウイルスなどに感染する危険性は極めて低いといわれていますが、可能であれば人工呼吸用のマスクなどの感染防護具を使用しましょう。人工呼吸の訓練を受けていない、または人工呼吸をするのをためらう場合は、胸骨圧迫だけでよいとされています。
①気道を確保します
②傷病者の鼻を手でつまみ、吹き込んだ息が漏れないようにします
③自分の口を大きく開き、傷病者の口を覆います
④大きく息を吸い込んで、胸が上がるのを確認しながら1秒かけて息を吹き込みます。胸骨圧迫30回と人工呼吸2回を1セットとして繰り返します

AED（自動体外式除細動器）の使用方法

　AED（自動体外式除細動器）は、心肺停止や心室細動が起きたときに、心臓に電気ショックを与え、心臓のリズムを正常に戻す目的で使う医療機器です。音声メッセージと点滅ランプでの操作ガイドがあるので、はじめてでも安心して操作することができます。使用方法は、次ページのとおりです。

● AEDの使用方法

1	電源を入れる	・電源ボタンを押すタイプと、ふたを開けると自動的に電源が入るタイプがある ・電源が入ると、音声メッセージと点滅ランプで操作ガイドが始まる
2	電極パッドを貼る	・AEDに図示されているとおりに1枚を胸部の右上、もう1枚を胸部の左下側に貼る ・パッドを貼ったら、周囲の人は傷病者から離れる 〈注意点〉 ・電極パッドは必ず肌に直接貼る ・胸が濡れていると、電流が心臓ではなく水分の溜まっているほうへ流れてしまうため、電極パッドを貼るときは、水分や汗をタオルで拭き取る ・金属類は熱を発生させてやけどの危険性があるため、ネックレスなどの貴金属類は外す ・ペースメーカーやその他の医療用器具を埋め込んでいる場合、通電すると器具が壊れてしまうことがあるため、埋め込まれている部位を避けて貼る
3	安全確認を行ない、ショックボタンを押す	・電極パッドを張ると自動的に心電図の解析が始まり、電気ショックが必要な場合には、音声メッセージと点滅ボタンで電気ショックの指示がある ・ショックボタンを押すときに、傷病者の身体に触れていると感電するため、安全確認をする ・対象者の身体に誰も触れていないことを確認してショックボタンを押す
4	胸骨圧迫を再開する	・電気ショックのあと、直ちに胸骨圧迫を再開する ・AEDは2分ごとに心電図の解析が始まる ・音声ガイダンスに従い、救急隊に引き継ぐまで、胸骨圧迫とAEDを繰り返し行なう ・意識が戻ったり、動き出したりして胸骨圧迫の必要がなくなったとしても、再度心停止が起こるかもしれないので、AEDの電極パッドは救急隊が到着するまで貼ったままで、AEDの電源も切らない

出典：日本救急医学会「市民のための心肺蘇生」（http://aed.jaam.jp/about_aed.html）をもとに作成

緊急時の体位の工夫

苦痛を和らげ、それ以上悪化させないための手当

　緊急時の状態に適した体位を取ることは、利用者の苦痛を和らげ、それ以上悪化させないための応急手当となります。本人が希望する、楽だと感じる体位を取ることが大切です。また、体位を変えるときには、痛みや不安感を与えないように気をつけます。

　ここでは、回復体位、膝屈曲位（しつくっきょくい）、半座位（ファーラー位）、起座位・座位、ショック体位（足側高位）を紹介します。

回復体位

　舌根沈下（ぜっこんちんか）による気道の閉塞や、吐物の誤嚥による窒息を防ぐことができます。衣服を緩め、ゆっくりと横向きに寝かせます。下あごを前に出して気道を確保します。上側の手の甲を顔の下に入れます。上側の膝を90度に曲げ、下側の足を延ばして体を安定させます。

> **POINT！**
> ・骨折や麻痺で身体が動かないときは、無理に回復体位を取ることはやめましょう。誤嚥のおそれがある場合は、顔を横に向けるだけにします

● 回復体位

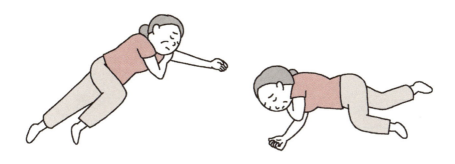

膝屈曲位

　膝を立てることで、腹部の緊張と痛みが和らぎます。腹痛を訴えている場合に適しています。

● 膝屈曲位

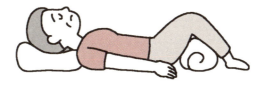

半座位（ファーラー位）

　上半身を約30〜45度起こして呼吸を楽にする体位です。膝を軽く立てると腹部の緊張が和らぎ、より呼吸が楽になります。胸や呼吸の苦しさを訴えている場合に適しています。

● 半座位（ファーラー位）

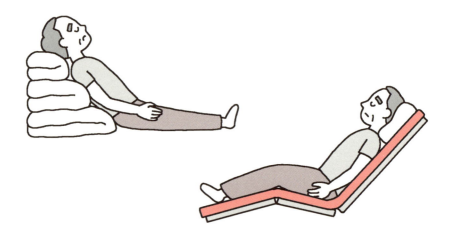

起座位・座位

　背もたれや壁などに寄りかかり座っている体位です。喘息や狭心症など、呼吸や胸の苦しさを訴えている場合に適しています。

● 起座位・座位

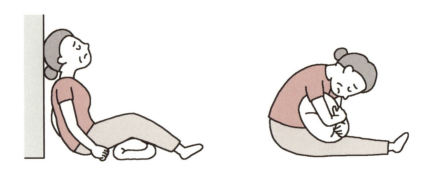

● 起座位

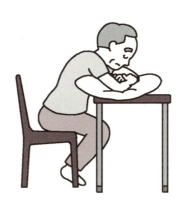

🚑 ショック体位（足側高位）

　仰臥位（仰向け）の状態で足側を15〜30cm高く上げる体位です。貧血や出血性ショックの場合に適しています。頭部に外傷がある場合は行なってはいけません。

● ショック体位（足側高位）

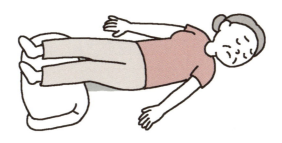

症状・状態別の対応

発見時は軽症でも、必ず医療職に相談する

　ここでは、介護職が遭遇する利用者の生命に関わる症状・状態とそれぞれの対応について解説します。

　前述のように、高齢者は医学書に書いてあるような典型的な症状が現われにくいという特徴があります。そのうえ、高齢者は症状の自覚が乏しく、訴えがあいまいであるため、気づかないうちに重症化することがよくあります。

　本項以降で取り上げた症状・状態は、利用者の生命に関わるため、発見したときには軽症でも、必ず医療職に相談しましょう。それが、重症化を防ぐことにつながります。

　なお、それぞれの応急手当の方法は、あくまでも基本的な知識です。実際の場面では、利用者の病状や施設の体制によって対応が異なることもあるため、必ず医師に指示を確認して対応しましょう。

▶3-8　症状・状態別の対応①

意識障害のケース

　意識障害とは、外部からの刺激や呼びかけに無反応、状況を正しく認識できないというような意識が混濁している状態のことです。意識障害では、脳やその他の臓器に重篤な障害が起こっていることが多く、生命の危険に関わる場合があるので、迅速に対応する必要があります。

　高齢者の場合、認知機能が低下したり、反応が遅くなっても、加齢によるものだと考えてしまうことがあります。また、認知症や脳血管疾患の既往がある利用者では、意識の変化を見つけることがむずかしい場合があります。

　介護職は、生活全体から利用者の小さな状態の変化に気づけるよう心がけることが大切です。

意識障害の主な原因

　意識障害は、脳に原因がある場合と、脳以外に原因がある場合があります。利用者の意識に何らかの変化があったときは、既往歴や服用している薬などを確認しましょう。適切な処置や治療のために、とても重要な情報になります。

● 意識障害の原因

脳神経系の原因	脳梗塞、脳出血、くも膜下出血、脳腫瘍、頭部外傷、てんかん　など
脳神経系以外の原因	糖尿病による高血糖・低血糖発作、薬物中毒、一酸化炭素中毒、脱水、熱中症、大量出血、アルコール中毒、気道閉塞　など

🔲 観察のポイント

・意識レベル、バイタルサイン
・手足のしびれ、麻痺、けいれん、嘔吐、出血の有無と程度
・既往歴、服用している薬

🔲 応急手当

〈意識がない場合（反応がない場合）〉
①救急車を要請します
②呼吸を確認します
・普段どおりの呼吸をしている場合は、気道を確保し、回復体位にします。誤嚥を予防するために義歯を外します
・普段どおりの呼吸がなければ、一次救命処置を行ないます

〈意識が混濁している場合〉
・バイタルサインや手足のしびれ、嘔吐などの症状を確認し、医師に連絡します
・衣服を緩めて回復体位にします

> **NG！**
> ・嘔吐がある場合は、吐物による窒息の危険があるので仰臥位にしてはいけません。必ず回復体位を取りましょう
> ・麻痺がある場合は、圧迫を避けるため、麻痺側を下にしてはいけません

> **POINT！**
> ・高齢者は、脱水でも容易に意識障害につながります。食事量や水分摂取量が少ない場合は注意が必要です
> ・高齢者は多くの種類の薬を服用しているため、薬によるリスクも高いです。薬の飲み間違いには注意が必要です

▶ 3-9　　　　　　　　　　　　　　症状・状態別の対応②

呼吸困難のケース

　呼吸困難は、誤嚥や呼吸器系疾患、循環器系疾患などが原因で起こります。「呼吸するのがつらい」「息が苦しい」というような自覚的な症状のことで、訴えの頻度や表現はさまざまです。突然の呼吸困難や、横になれず座った姿勢を取りたがるときは誤嚥による気道の閉塞など緊急性が高いことが多いので、速やかな対応が必要となります。精神的な不安をともなうため、声かけや背中をさするなどの苦痛の緩和も大切です。

観察のポイント

- 意識レベル、呼吸状態（呼吸数・呼吸の深さ・胸の動き・呼吸音など）
- 酸素飽和度、脈拍、体温
- 顔面蒼白やチアノーゼ（口唇や爪などが青紫色）、手足の冷感の有無
- 誤嚥した様子があるか、咳や痰の有無

応急手当

- 衣服を緩め、利用者が楽な体位にします
- 声かけや背中をさするなど、不安を軽減します
- 誤嚥の場合は、異物を除去します（詳しくは、3-21「誤嚥・窒息のケース」を参照）
- 顔面蒼白、チアノーゼ、強い喘鳴がある場合は直ちに医師に連絡し、その指示に従います
- 意識障害や呼吸が止まった場合は、直ちに救急車を要請します

NG！
- 介護職の自己判断で薬を飲ませたり、吸入をさせてはいけません

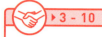

症状・状態別の対応③

頭痛のケース

　突然の激しい頭痛は、くも膜下出血や脳内出血など生命に関わることがありますので、迅速な対応が求められます。また、安静にしていても治まらない、あるいは繰り返し起こる頭痛が徐々にひどくなるような場合も、早めの受診が必要です。

観察のポイント

・頭痛の程度、いつから頭痛があるのか　・吐き気、嘔吐の有無
・意識レベル　・手足のしびれや麻痺の有無
・ろれつがまわるか　・けいれんの有無　・頭をぶつけていないか

応急手当

・衣服を緩め、あまり動かさずに楽な体位にします
・吐き気や嘔吐がある場合は、顔を横に向けるか側臥位(そくがい)にします
・突然の激しい頭痛や、意識障害、発熱、手足のしびれや麻痺・嘔吐などがある場合は、直ちに救急車を要請します

> **NG！**
> ・介護職の自己判断で鎮痛薬などの薬の服用をさせてはいけません
> ・症状が悪化するため、頭を揺らしたり、無理に身体を動かしてはいけません
> ・麻痺がある場合は、寝かせるときに麻痺側の手足を下にしてはいけません

3-11 症状・状態別の対応④

胸痛のケース

胸痛は、循環器系、呼吸器系、消化器系などさまざまな病気が原因で起こります。胸痛のなかでも突然の激しい胸痛は、心筋梗塞などの生命に関わることが多いため、迅速な対応が必要です。高齢者の場合、心筋梗塞を発症していても胸痛が強くないことがありますので、胸痛があったら受診が必要です。

➕ 観察のポイント

・胸痛の部位、程度、持続時間、意識レベル、呼吸状態
・顔色、冷汗、吐き気や嘔吐、咳の有無　・服用している薬

➕ 応急手当

・衣服を緩めて楽な体位にします。呼吸困難がある場合、座位または半座位を取ると、呼吸が楽になります
・突然の激しい胸痛や意識障害、顔面蒼白、呼吸困難などの症状がある場合は、直ちに救急車を要請します
・胸痛は痛みが強いほど死への不安や恐怖感があり、緊張や動揺が強くなります。不安を与えないように落ち着いて対応し、安心感を与える声かけをしましょう

> **POINT!**
> ・狭心症の持病がある場合や既往歴がある場合には、ニトログリセリンが処方されていることがあります。事前に緊急時の服用について、医師に確認しておきましょう

症状・状態別の対応⑤

腹痛のケース

腹痛は、消化器系だけでなく、循環器系、泌尿器系、婦人科系などの病気が原因でも起こります。突然の激しい腹痛は、早急に治療しないと生命に関わる場合があるため、迅速な対応が必要です。

高齢者の場合、重症であってもあまり強い痛みを感じないことがあります。鈍痛が続く場合も、早めの受診が必要です。

観察のポイント

- 腹痛の部位、程度、持続時間　・吐き気、嘔吐の有無
- 便秘、下痢の有無　・顔色（顔面蒼白）
- 冷や汗、手足の冷たさ（冷感）の有無

応急手当

- 衣服を緩めて楽な体位にします。仰臥位で両膝を立てる（膝屈曲位）か、横向き（側臥位）で膝を曲げると腹部の緊張が和らぎます
- 吐き気や嘔吐がある場合は、誤嚥を防ぐために顔を横に向けるか、側臥位にします
- 突然の激しい腹痛で、意識障害、顔面蒼白、冷や汗、手足の冷たさがある場合には、直ちに救急車を要請します

> **NG！**
> - 症状を悪化させるおそれがあるため、介護職の自己判断で腹部を温めたり、冷やしたりしてはいけません
> - 受診の前に下剤や鎮痛剤を飲むと診断が遅れることがあるため、介護職の自己判断で薬などを飲ませてはいけません

3-13　症状・状態別の対応⑥

嘔吐のケース

嘔吐は、食中毒や風邪などの感染症や消化器系疾患だけでなく、脳血管疾患が原因で起こることがあります。脳血管疾患の場合は命に関わるので緊急を要します。また、感染症の場合は集団感染を引き起こすため、迅速な感染対策が必要になります。このように、原因によって対応が異なるため、嘔吐以外の症状を観察することが大切です。

➕ 観察のポイント

- 吐いた物（吐物）の量と性状（食物か、胃液か、血が混ざっているか）
- 嘔吐の回数　・下痢や便秘の有無　・頭痛、腹痛の有無　・体温
- 意識レベル　・転倒や誤嚥をしていないか

➕ 応急手当

- 衣服を緩め、誤嚥を防ぐために側臥位にします
- 口の中にある吐物は、うがいや介護職が手で取り除きます
- 利用者の顔の近くに洗面器を置き、吐くのを我慢させずに吐かせます
- 嘔吐が治まったら、脱水を防ぐためにスポーツドリンクで水分と電解質を補給します
- 嘔吐を繰り返し、意識障害、激しい頭痛、激しい腹痛、血を吐いた（吐血）場合は、直ちに救急車を要請します

> **NG！**
> - 吐き気止めなどの薬を介護職の自己判断で飲ませてはいけません
> - 吐物を素手でさわってはいけません。感染のおそれがあるため、必ず使い捨ての手袋とエプロンを着用します

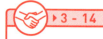

▶3-14　　　　　　　　　　症状・状態別の対応⑦

発熱のケース

　加齢にともない体力や抵抗力も低下するため、細菌やウイルスによる感染症にかかりやすい状態になります。人は感染症にかかると発熱しますが、高齢者の場合、体温調節機能が低下しているため、あまり発熱することはありません。そのため発見が遅れ、診断されたときにはすでに重症化しているケースが多いです。微熱だからと油断せずに、食欲や元気があるかなどを観察することが大切です。

　高齢者は脱水になりやすいため、発熱したときにはこまめに水分補給を行ない、脱水を予防することが大切です。

応急手当

- 悪寒がある場合は、室温を高くし、寝具やあんかなどで保温します
  注意：あんかを使用する場合は、低温やけどに注意します
- 悪寒が治まったら体温を測り、汗をかいている場合は、着替えさせます。そして、わきの下や太もものつけ根を保冷剤などで冷やします（クーリング）
- 脱水にならないように、スポーツドリンクなどで水分補給をこまめに行ないます
- 高熱でぐったりしている場合は、直ちに医師に連絡し、緊急受診します
- 微熱でも元気がない、食欲がない場合はなるべく早く受診します

NG！
- 解熱剤などを介護職の自己判断で飲ませてはいけません。必ず医師の指示に従って応急手当をしましょう

▶3-15　　　　　　　　　　　　　症状・状態別の対応⑧

鼻血、吐血・喀血、下血のケース

🩹 鼻血

　鼻血の大半は、鼻の中にあるキーゼルバッハという部位からの出血といわれています。原因は外部からの衝撃、鼻をほじったことでの傷、興奮、のぼせなどがあります。高血圧や糖尿病、動脈硬化などがある場合に鼻血が出ることがあります。

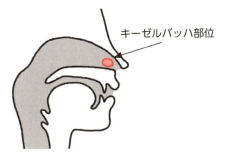

〈応急手当〉
・上体を起こす、またはいすや床に座らせ、血液がのどに流れないよう顔は少し下向きにして、親指と人差し指で鼻（キーゼルバッハ部位）をつまみ、5～10分圧迫し、冷たいタオルや保冷剤で鼻を冷やします
・鼻をつまんで止血しない場合は、清潔なガーゼを詰めて止血します
・これらの方法で止血しないときは、早急に受診します

> **NG！**
> ・頭を後ろに反らせたり、仰向けに寝かせたりしてはいけません。血液が喉に流れ、気分が悪くなります。喉に流れ込んだ血液は、飲み込まずに口から吐かせます
> ・首の後ろを叩くことはやめましょう。血液が口の中に流れ込んで呼吸困難や吐き気の原因になることもあります

第3章　緊急時の対応を押さえよう

🩹 吐血・喀血

吐血（とけつ）と喀血（かっけつ）は、どちらも口から血を吐いた状態です。吐血は消化器からの出血で、喀血は呼吸器からの出血です。

高齢者の場合、出血量が少なくても重症化するおそれがあるため、受診が必要です。

〈応急手当〉

- 吐いた血液で窒息しないように、顔を横向きにするか側臥位にします
- 誤嚥を防ぐために、口腔内の血液や吐いたものを取り除きます
  注意：感染を防ぐためにディスポーザブルの手袋を着用します
- 出血量が多い場合や、顔面蒼白で冷汗が出ている場合は出血性ショックの可能性が高いので、直ちに救急車を要請します

🩹 下血

下血（げけつ）には、胃や十二指腸、小腸、大腸などの「消化管からの出血」と、「肛門周囲からの出血」があります。少量であっても、消化管に何らかの異常があるサインであるため、早めの受診が必要です。

〈応急手当〉

- 衣服を緩め、楽な体位を取らせます。嘔吐している場合は、側臥位か顔を横に向けます
- 出血量が多い場合や、顔面蒼白で冷汗が出ている場合は出血性ショックの可能性が高いため、直ちに救急車を要請します

▶3-16　　　　　　　　　　症状・状態別の対応⑨

熱中症のケース

　熱中症は、高温多湿の環境での作業や運動により、体内の水分や塩分のバランスが崩れ、体温調節機能がうまく働かなくなった状態です。体温の上昇、めまい、倦怠感、けいれん、意識障害など症状はさまざまです。重症になると生命に関わるため、迅速な対応をする必要があります。

　高齢者は熱中症になりやすく、重症化しやすいので、早期発見がとても重要です。屋外だけでなく、高温多湿の室内にじっとしているだけでも熱中症になる場合がありますので、注意が必要です。

　熱中症の症状と重症度の分類は、以下のとおりです。

● 熱中症の症状と重症度の分類

分類	症状	重症度
Ⅰ度	めまい、立ちくらみ、気分の不快、筋肉痛、こむら返り、手足のしびれ	軽症 現場での応急処置で対応できる
Ⅱ度	頭痛、吐き気、嘔吐、倦怠感、虚脱感、ごく軽い意識障害を認めることもある	中等症 病院への搬送を必要とする
Ⅲ度	Ⅱ度の症状に加えて、意識障害、けいれん、手足の運動障害、高体温	重症 入院して集中治療を必要とする

出典：環境省「熱中症環境保健マニュアル2014」（2014年3月改訂版）をもとに作成

観察のポイント

・意識レベル　・体温
・めまい、けいれん、吐き気、嘔吐、頭痛、筋肉痛の有無

🚑 応急手当

- 意識障害がある場合は、直ちに救急車を要請します。救急車の要請とともに体温の冷却をできるだけ早く行ないます
- 風通しのよい日陰や、できればクーラーが効いている室内などの涼しい場所へ移動します
- 衣服を緩めて、体を冷やします
  例：皮膚に水をかけて、うちわであおいだり、扇風機などをあてます
  例：頚部、わきの下、大腿のつけ根をクーリングします
- 大量の発汗がある場合には、汗で奪われた塩分も補給するために、スポーツドリンクや食塩水（水1リットルに1～2gの食塩）で塩分を補給します

> **NG！**
> - 意識障害がある場合は、誤嚥の可能性があるため経口による水分補給はやめましょう
> - 吐き気や嘔吐がある場合は、胃腸の動きが低下しているので、経口による水分補給はやめましょう

3-17

高齢者に多い事故とその対応

事故の防止に取り組むことはとても大切

　ここでは、高齢者に多い事故（不慮の事故）とその対応について解説します。高齢者に多い事故は、転倒・転落、誤嚥、浴槽での溺水などです。これらは、加齢による身体的機能の低下により危険を回避することが遅れるため、日常生活の思わぬところで起こる可能性があります。

　高齢者の死亡原因で多いのは、がん、心疾患、脳血管疾患、肺炎、不慮の事故です。高齢者にとって転倒・転落や誤嚥などの事故は、死に至る原因の上位になっています。

　高齢者は、複数の病気を抱えていたり、抵抗力が低下していたりすることが多いため、大きな事故ではなくても重症化します。そして回復までに時間がかかり、寝たきりや死に至ることがあるのです。

　介護職が高齢者に多い事故について理解し、事故防止に取り組むことはとても重要です。

　事故防止に取り組んでいたとしても、事故が起きることがあります。そのときには、事故を発見した介護職の応急手当が利用者の命を救ったり、治療の効果を助けることになります。そのために介護職は、事故が起きたときの対応を身につけておきましょう。

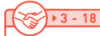

▶3 - 18　　　　　　　　　　　　　高齢者に多い事故とその対応①

転倒・転落のケース

　転倒・転落は、骨折や頭部外傷をともなうことが多く、要介護状態の原因になります。寝たきりになってしまったり、認知症が進行するなど、さまざまな病気を引き起こします。

　また、転倒や転落による外傷は、精神的なショックも大きいものです。転倒経験者の多くは外傷が治癒しても、恐怖心が残り、活動に対して消極的になりがちです。転倒・転落は、身体的・精神的に悪影響を及ぼすのです。

転倒の原因

　転倒の原因は、身体状況に関連した「内的要因」と、生活環境に関連した「外的要因」に分けられます。高齢者の転倒は、いくつかの内的要因と外的要因が組み合わさって起こります。

●転倒の内的要因と外的要因

内的要因	・筋力や平衡感覚の低下によりバランスを崩しやすくなる ・視覚、聴覚の低下により危険の回避が遅れる ・脳神経疾患、心疾患、精神疾患や薬物の使用 ・不安や焦り、緊張、興奮などの心理状態
外的要因	・履物、服装、床の段差や滑りやすさ、明るさ、障害物など ・車いすのストッパーのかけ忘れ ・車いすの急な方向転換

観察のポイント

・痛みの部位と程度、出血の有無と程度、頭を打っていないか

- 手足の変形の有無（詳しくは、3－20「骨折のケース」を参照）
- 意識障害、手足の麻痺やしびれ、嘔吐、けいれんの有無

応急手当

- 意識障害、呼吸をしていない場合は直ちに救急車を要請し、一次救命処置を行ないます
- 出血している場合は、止血を行ないます。大量に出血している場合は、直ちに救急車を要請します（詳しくは、次項「出血のケース」を参照）
- 頭部を打って吐き気がある場合は、直ちに救急車を要請し、身体を動かさずに顔を横に向けます（詳しくは、3－10「頭痛のケース」を参照）
- 手足を動かすことができない、激しい痛みがあるなどの場合は、骨折のおそれがあるため、直ちに救急車を要請します

〈頭部外傷は要注意！〉

　頭部、頸部、背部を強く打っている場合、頭蓋内出血や頸椎損傷を起こしている可能性があります。転倒したときに症状がなくても、1～3日後や1～2か月後に症状が出る場合もあります。頭部を打った場合は、長期にわたって丁寧に観察するなどの注意が必要です。

NG！
- 揺すったり身体を強くたたいたりするのはやめましょう。脳内出血や頸部骨折などの場合は、症状を悪化させます
- 頭部、頸部、背部を打ったときには頸椎損傷の疑いがあるため、頭を動かしてはいけません
- 麻痺がある場合、麻痺側を下にして寝かせることはやめましょう

▶3-19　　　　　　　　　　　　　　高齢者に多い事故とその対応②

出血のケース

　体内の血液量の20％以上の血液がなくなるとショック症状が現われ、30％の血液がなくなると生命に危険を及ぼすといわれています。

　高齢者は動脈硬化があったり血管がもろくなっているため、出血しやすいという特徴があります。また、心筋梗塞や脳血栓などの治療で血液をサラサラにする薬（抗凝固剤）を服用している場合は、出血が止まりにくいため、出血量が多くなることがあります。出血の種類に応じて止血法は異なります。介護職には、適切で迅速な止血のための応急手当（止血法）が求められます。

● 出血の種類

動脈性出血	・鮮紅色の血液が脈を打つようにドクドクと噴き出す ・短時間に大量の血液を失うため、速やかな応急手当が必要 ・出血部の心臓に近い部分を強く圧迫して止血し、救急車を要請する
静脈性出血	・暗赤色の血液がにじみ出る ・傷口をガーゼで圧迫することにより止血する ・太い静脈からの出血は、出血量が多いため速やかな止血が必要
毛細血管性出血	・擦り傷や指先を切ったときに滲み出る ・出血部を圧迫すれば止血できる

観察のポイント

・出血の部位　・傷の大きさや深さ　・出血のしかた（ドクドク、じわじわなど）　・痛みの部位、程度　・顔色（顔面蒼白）　・血圧　・脈拍　・冷汗やチアノーゼの有無

応急手当

- 傷口が土などで汚れている場合は、流水で洗い流します
- 止血を行ないます（止血法）
- 大量の出血をしている場合は、直ちに救急車を要請します。救急車を待つ間、傷口を心臓より高くします。そして、利用者の不安や恐怖感が強くなりますので、安心感を与えるような声かけと対応をしましょう

止血法のポイント

出血したときの応急手当の基本は、圧迫止血法を行なうことです。圧迫止血法には、直接圧迫止血法と間接圧迫止血法があります。

①直接圧迫止血法

出血している部位を清潔なガーゼやハンカチなどで強く押さえて止血する方法です。感染防止のため、血液に直接触れないように、使い捨ての手袋を使用しましょう。

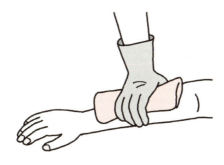

②間接圧迫止血法

出血している部位より心臓に近い動脈を、手や指で強く圧迫して止血する方法です。傷口の近くに骨折があって直接圧迫できないときや、傷口が広くて直接圧迫止血法で止血できない場合に行ないます。

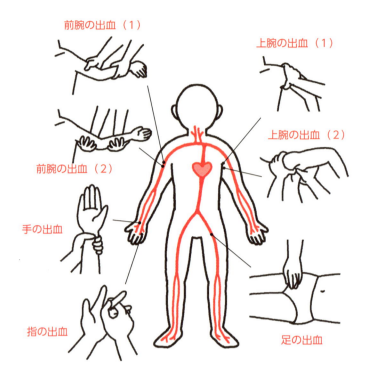

> **NG！**
> ・血液を介して感染することがあるため、素手で血液や傷口を触ってはいけません。必ず、使い捨ての手袋を着用して止血を行ないます（詳しくは、第5章「感染症対策はこうする」を参照）
> ・介護職の自己判断で薬を塗ってはいけません。傷口の処置は、医師の指示に従います

3-20　高齢者に多い事故とその対応③

骨折のケース

　高齢者は骨粗鬆症になっていることが多く、わずかな外力で骨折するため、骨折部の「ずれ」が少なく、強い痛みを感じないことが多いです。また、変形していたり、しわがあったり、肥満等で腫れや変形が目立たないことがあります。認知症の人の場合は、自覚症状がないうえに骨折していても普通に歩いていることさえあります。これらの理由から、骨折の発見が遅れがちになります。

　骨折したままの状態で放置しておくと、変形した状態で骨がくっついてしまうことがあります。また、加齢とともに体力・筋力ともに衰え、歩行能力も低下しているため、骨折の治癒に時間がかかるだけでなく、長期間のリハビリが必要となります。寝たきりを予防するためにも、骨折の早期発見・早期治療がとても大切です。

骨折が疑われる症状

　利用者が転倒したときに次の症状があったら骨折を疑って対応しましょう。症状を確認する際には、無理に動かさないよう注意します。

- 変形している　・手足の長さに左右差がある　・腫れている
- 強い痛みがある　・骨が飛び出している　・自分で動かせない
- 他人が動かすと嫌がったり、痛がったりする

応急手当

- 患部を保冷剤や氷を入れた袋などで冷やします（アイシング）。アイシングするときは、凍傷を防ぐためタオルなどで包み、患部に直接あてないようにしましょう

- 副木（添え木）になるものをあて、包帯や布で固定し、患部の安静を保ちます。血流を妨げる危険があるため、きつくしばりすぎないように注意しましょう
- 肩や肘、腕は、三角巾で支えます

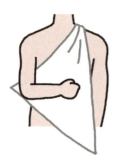 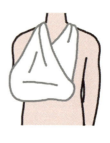

- 意識障害や大量出血がある場合は、直ちに救急車を要請します

> **NG！**
> - 背骨や股関節が痛む場合は車いすで移動してはいけません。車いすでの移動やいすに座らせると骨の位置がずれたり、症状を悪化させたりすることがあります
> - 患部が変形していても無理に伸ばしてはいけません。さらなる骨折を招いたり、傷を広げたりする危険があるからです

3-21 高齢者に多い事故とその対応④

誤嚥・窒息のケース

　誤嚥とは、食物などの異物が誤って気管内に入ってしまう状態のことです。高齢者は加齢にともなう嚥下機能の低下により、食べ物が飲み込みにくくなっていることがあり、また、咳反射が弱くなっていることもあり、誤嚥を生じやすくなっています。高齢者の誤嚥は食事中に起こることが多いため、食事介助のときには誤嚥に注意して介助しましょう（詳しくは、62ページを参照）。

　誤嚥により、気道が塞がって窒息してしまう危険があります。また、「誤嚥性肺炎」を引き起こします。窒息や誤嚥性肺炎は、生命の危険につながるおそれがあります。誤嚥に早く気づき、気管内に詰まったものを取り除くことが救命のカギとなります。

観察のポイント

・呼吸しているか　・ぜいぜいとしてないか
・咳き込みはあるか　・顔面蒼白、チアノーゼの有無
・意識レベル　・チョークサイン（以下参照）

〈チョークサイン〉
　自分の喉を両手でつかみ窒息を知らせるサインです。

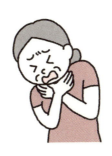

第3章　緊急時の対応を押さえよう

🅰 応急手当

- 利用者の誤嚥を発見したときは、意識レベルを確認します
- 意識がない場合は、救急車を要請して一次救命処置を行ないます
- 意識がある場合は、まず咳をするように促します。激しく咳き込むと詰まったものが取れる場合があります
- 異物が口の中に見える場合は、指でかき出します（指かき出し法）
- 咳き込んでも取れず苦しんでいるときは、救急車を要請し、**背部叩打法**や**ハイムリック法**（以下参照）を実施します

〈背部叩打法〉

①のどを詰まらせている利用者を座らせるか立たせて、うつむかせます。または横向きに寝かせます
②胸かあごを手で支えて、背中の肩甲骨の間を強く数回叩きます
③詰まっているものが出るまで続けます

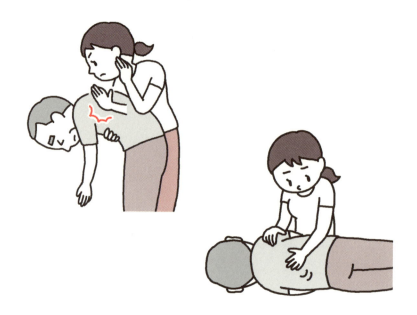

〈ハイムリック法〉

①のどを詰まらせている利用者を座らせるか立たせて、後ろから両脇に腕をまわして抱きかかえます
②体を密着させて片方の手で握りこぶしをつくり、親指の付け根側をみぞおちに当てます
③もう片方の手で握りこぶしを握り、みぞおち上部に向かって素早く突き上げます

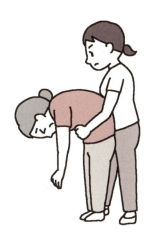
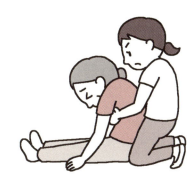

> **NG！**
> ・のどに詰まった物が取れても、誤嚥性肺炎等の可能性があります。応急手当のあとは、早めに受診することと継続して観察することが必要です
> ・異物を指で取り出すのは、口腔内に異物が見えている場合です。無理に指を奥まで入れるのは避けましょう。詰まっている異物を余計に押し込んでしまう危険があるからです

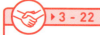 3-22　　　　　　　　　　　　高齢者に多い事故とその対応⑤

やけど（熱傷）のケース

　やけどは医学的には熱傷といい、熱による皮膚や粘膜の損傷のことです。ポットのお湯がかかる、茶碗のお湯をこぼす、熱湯の浴槽内へ転落する、湯たんぽなどによる「低温熱傷」など、日常生活のなかにはやけどや熱傷の危険がたくさんあります。

　そして高齢者は、皮膚の感覚が低下しているためにやけどをしても気づきにくく、また皮膚が弱いため重症になりやすいです。命に関わることもあるため、注意が必要です。やけどの重症度は、その深さと広さと部位で判定されます。

● やけどの深さの判定

分類	深さ	外見	自覚症状
Ⅰ度	表皮	発赤	ひりひりした痛み、熱感
Ⅱ度	真皮	水疱	強い痛み、灼熱感、知覚鈍麻
Ⅲ度	皮下組織	壊死	痛みなし

出典：日本熱傷学会「熱傷深度分類」をもとに作成

〈やけどの広さの判定〉

　やけどの広さを計算する方法として、身体の1部位を9の倍数とする「9の法則」というのがあります。やけどした人の「手の平」を体表面積の1％として、やけどの広さを計算します。高齢者の場合、10〜15％以上のやけどで生命に関わるといわれています。

● やけどの広さを計算する

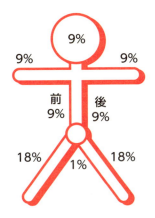

🔳 観察のポイント

・やけどの部位、広さ、深さ　・水疱の有無　・痛みの部位と程度

🔳 応急手当

・やけどの部位と広さ、深さ、水疱の有無を確認し、Ⅱ度以上やⅠ度でも手の平より大きいやけどは患部を冷やし、速やかに受診させます
・Ⅱ度のやけどで体表面積の30％以上、またはⅢ度のやけどで体表面積の10％以上、顔のⅢ度のやけどの場合は、直ちに救急車を要請します。救急車が到着するまで、患部を冷やします。呼吸していない場合は、一次救命処置を行ないます
・手の平より小さいやけどは、すぐに冷たい水に患部をつけて痛みがなくなるまで冷やします
・水疱がある場合、水疱が破れると感染を起こす可能性があるため、清潔なガーゼなどで保護します

〈患部の冷やし方〉

・長時間、広い範囲を冷やすと低体温になり、意識障害や不整脈を起こすことがあります。そこで、患部を清潔なタオルやシーツなどで覆っ

て水をかける、または、水に浸した清潔なタオルやシーツなどで患部を冷やします。そして、患部以外は毛布などで保温をします
- 患部に直接水をかけると刺激が強すぎるため、患部の周囲から水を流すようにしたり、洗面器などに入れた水で冷やします。患部へ直接水をかける場合は、ガーゼなどで覆ってから冷やします

> **NG！**
> - 服を着たままでやけどをした場合、無理に脱がしてはいけません。服に皮膚がくっついていると、服を脱がせたときに皮膚がはがれてしまう危険があるからです。服の上から流水（シャワーなど）をかけて冷やします
> - 治療の妨げになるため、消毒薬や市販薬を塗ってはいけません
> - 感染の可能性があるため、アロエや味噌などを患部に塗ってはいけません
> - 感染の可能性があるため、水疱をつぶしてはいけません
> - 上述のとおり、長時間広範囲を冷やすと低体温になり、意識障害や不整脈を起こすことがありますので、患部以外は毛布などで保温をしましょう

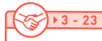

▶3-23　高齢者に多い事故とその対応⑥

溺水のケース

　高齢者の入浴中の溺水事故は、年々増加しています。浴室は、濡れている床での転倒や脱衣所と浴室の温度差による急激な血圧変動など、意識障害や脳出血、心筋梗塞を引き起こす危険性が多くあり、これらのことが溺水の原因につながるといわれています。溺水は、命に関わる事故です。適切な応急手当ができるようにしておきましょう。

➕ 観察のポイント

- 意識レベル　・呼吸　・チアノーゼの有無　・打撲、傷などの有無
- 入浴時間　・水を吐いたか、むせているか

➕ 応急手当

- 水面から顔を出すことを最優先し、同時に応援を呼びます
- 浴槽から引き上げます。一人で引き上げるのがむずかしい場合、浴槽の栓を抜いて顔が出る程度まで、お湯の量を減らします
  注意：全部お湯を抜くと浮力を利用できなくなります
- 意識がないまたは呼吸をしていない場合は、速やかに救急車を要請し、一次救命処置を開始します
- 意識があり、呼吸をしている場合でも、速やかに医療職に連絡し、気道確保やタオルや毛布などで保温をします。肺に水がたまっていることで肺炎を起こすことがあるため、必ず医師の診察を受けてもらいましょう

> **NG！**
> ・肺に入った水は肺に吸収されるため、あわてて吐き出させる必要はありません。口に水がたまっている場合や意識や呼吸がある場合は、顔を横に向けて、水を流し出します
> ・頚椎を傷つけている（損傷）ことがあるため、気道を確保するときに、無理に首を動かしたり、引っ張ったりしてはいけません

第4章

医療的ケアのポイント

介護職が行なえる医行為とは？

　2005年に、厚生労働省の通知「医師法第17条、歯科医師法第17条及び保健師助産師看護師法第31条の解釈について」(以下、「通知」とする)で、「原則として医行為ではない行為」が明示され、介護職が行なえる行為が明確になりました。

　医行為である**喀痰吸引・経管栄養**は、2012年4月から「社会福祉士及び介護福祉士法」の一部改正により、一定の条件を満たした介護職が行なえるようになりました(以下、「特定行為」とする)。

　本書では治療行為とは異なり、日常生活を送るために必要な医行為を**医療的ケア**とし、**原則的に医行為でない行為**と**特定行為**について、安全・効果的に行なうためのポイントを解説します。

➕ 専門的な管理が必要かを医療職に確認する

　「医療的ケア」を介護職が行なうには条件があります。そして利用者の健康状態によって、介護職が行なってもよい場合と医療職が行なったほうがよい場合があります。日ごろから、医療職とコミュニケーションを多く取り、よりよい連携体制をつくりましょう。ケアの場面で「今は看護職が対応したほうがいいのかなぁ」と不安や疑問に思ったときは、医療職に必ず相談しましょう。

● 原則的に医行為でない行為

	行為	実施条件
1	体温測定	・測定された数値をもとに、投薬の要否など医学的な判断を行なわない ・事前に示された数値の範囲外の異常値が測定された場合には、医師または歯科医師や看護職に報告する
2	自動血圧計による血圧測定	
3	パルスオキシメーターの装着	
4	軽微な切り傷、擦り傷、やけど等の処置	・専門的な判断や技術を必要としない処置 ・汚物で汚れたガーゼの交換をふくむ
5	皮膚への軟膏の塗布	以下の3つの条件を満たしている場合に限り、事前に医師からの処方を受け、医師または歯科医師の処方、薬剤師の服薬指導、看護職の保健指導・助言を遵守して医薬品の使用を介助する ・利用者の容態が安定している ・副作用の危険性や投薬量の調整等のため、医師または看護職による連続的な容態の経過観察が必要でない ・内用薬は誤嚥の可能性、坐薬は肛門からの出血の可能性などがない等、医薬品の使用方法に専門的な配慮が必要ない
6	皮膚への湿布の貼付	
7	点眼薬の点眼	
8	一包化された内用薬の内服介助	
9	肛門からの坐薬挿入	
10	鼻腔粘膜への薬剤噴霧の介助	
11	爪切り	爪そのものに異常がなく、爪の周囲の皮膚にも化膿や炎症がなく、糖尿病等にともなう専門的な管理が必要でない
12	歯ブラシや綿棒を用いた口腔ケア	重度の歯周病等がない
13	耳垢の除去	耳垢塞栓の除去を除く
14	ストマ装具のパウチにたまった排泄物の廃棄	※専門的な管理が必要のない場合のストマ装具の交換は、2011年7月に認められた
15	自己導尿の補助	カテーテルの準備、体位の保持
16	市販のディスポーザブルグリセリン浣腸器を用いての浣腸	挿入部の長さが5～6cm程度以内、グリセリン濃度50％、成人用の場合で40g程度以下

出典：厚生労働省「医師法第17条、歯科医師法第17条及び保健師助産師看護師法第31条の解釈について（通知）」をもとに作成

▶4-2

体温測定

　体温測定は特別な技術を要するものではありませんが、やり方によっては正しい体温が測定できないことがあるため、基本を習得しましょう。
　体温測定の部位は、「腋下」「口腔」「外耳道」「直腸」です。ここでは、介護職に認められている腋下と外耳道での体温測定方法の基本を解説します。

体温測定のポイント

①利用者の平熱を把握する

　体温にも個人差がありますので、体温測定をしたときの数値で判断するのではなく、利用者の平熱と比べて考えることが大切です。また、利用者の平熱がわからないと異常の早期発見ができません。介護職は、利用者の平熱を把握しておきましょう。加齢とともに、熱を産生する機能や体温を調節する機能が低下するため、高齢者の体温は低めで発熱しにくくなります。高熱ではなくても、体温に変化がある場合は、医療職に報告しましょう。

②毎日同じ時間帯に測定する

　体温は朝起きたら徐々に上がり、活動が多い日中は高く、その後徐々に下がります。このように体温は一日の間で変動するため、利用者の健康状態を把握するためには毎日、同じ時間帯に測定しましょう。

③運動・入浴・食事のあとは時間を空ける

　運動や入浴や食事のあとは体温が一時的に上昇します。運動・入浴・食事のあと、20～30分経過してから測定しましょう。もし、入浴後に体温測定をした場合はその旨を記録に書きましょう。

腋下（わきの下）での体温測定

・発汗がある場合は、乾いたタオルで汗を拭いてから体温計を入れます
・腋下の最も深いくぼみの部分に体温計の先端が当たるように、30～45度の角度で下から上に差し込みます
・測定が終わるまで、体温計をしっかりとはさんだままの状態を保ちます
　※痩せている場合や自力で体温計をはさめない利用者の場合は、体温計が腋窩に密着するように介助しましょう
・測定が終わったら、数値を記録します

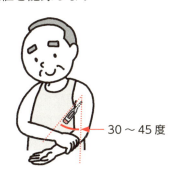

外耳道での体温測定のポイント

・プローブカバーがある場合は、つけた状態で測定します
・利用者の耳たぶを横に軽く引きながら、プローブ（耳式体温計の測定部）の先端が鼓膜にまっすぐ向くような角度で耳の穴に挿入します
・耳垢が溜まっていると正しく測れないので、測定前に耳の穴を確認しましょう
・測定が終わったら、数値を記録します

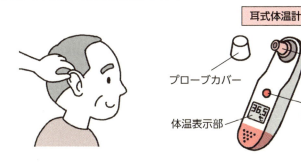

パルスオキシメーターの装着

パルスオキシメーター装着のポイント

　パルスオキシメーターは、血液中の酸素飽和度を測定する医療機器です。肺から取り込まれた酸素は、赤血球の中にあるヘモグロビンと結びついて全身に運ばれます。酸素飽和度とは、血液中のヘモグロビンが酸素と結びついている割合のことです。酸素飽和度を測定することで、身体に酸素を十分取り込めているかどうかを知ることができます。酸素飽和度を測定する利用者は、何らかの理由で呼吸状態の観察が必要な状態です。パルスオキシメーターの装着は簡単にできますが、酸素飽和度の数値は、利用者の呼吸状態を判断する重要な情報となることを忘れずに行ないましょう。

〈酸素飽和度の測定を始める前に〉
　パルスオキシメーターを装着する指を選びます。
・通常は、人差し指か中指に装着します
・麻痺や痛み、爪の変色、傷がない指を選んで装着します
・マニキュアを塗っている場合は、拭き取ります

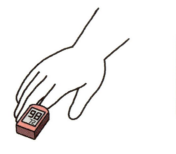
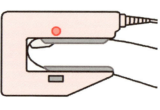

〈酸素飽和度の測定方法〉
①パルスオキシメーターの中に指先がしっかり入るように装着します
②数値が安定するのを待ちます。手が動いてしまう利用者や手がふるえてしまう利用者の場合、介護職が利用者の指を側面からやさしく支えましょう

〈酸素飽和度の測定が終わったら〉
①パルスオキシメーターを外したら、装着した指に異常がないかを確認します
②測定した値と測定部位を記録します

> **POINT！**
> ・酸素飽和度と脈拍が表示されるので、読み間違えの内容に気をつけましょう。また、利用者の顔色や呼吸状態も観察して記録しましょう

▶4-4

血圧測定の注意点

　自動血圧計の操作自体は簡単ですが、正確に測定するためには血圧測定の基礎知識を理解することが大切です。また、血圧には個人差がありますので、異常の早期発見のために利用者の日ごろの血圧を把握しておきましょう。

①一日の中で血圧は変動します（日内変動）。起床時から血圧は上がり、日中は比較的高く、夜になると下がり、睡眠中は最も低くなります。そのため、いつも同じ時間帯に測定します
②運動、入浴、食事により血圧が変動するため、直後の測定は避けましょう
③排尿や排便を我慢していると血圧が変動するため、血圧測定の前に排泄を済ませるように声をかけましょう
④適切な室温で、5～10分くらいリラックスしたあとで測定します。精神的緊張や寒さなどでも血圧が変動するため、利用者がリラックスできる姿勢や環境を整えましょう
⑤マンシェットの位置は心臓と同じ高さにします。マンシェットが心臓より低い場合は、タオルなどを使って高さを調節します
⑥測定した値を記録します

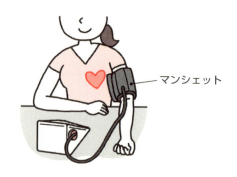

▶4-5

切り傷、擦り傷の処置

小さな傷でも感染を起こすことがある

　高齢者の皮膚は刺激に弱く、傷つきやすいため、何かにぶつかったりしただけでも切り傷ができたりします。小さな傷でも放置しておくと感染を起こすことがあるため、早く適切な処置をすることが大切です。

　切り傷や擦り傷の処置は、介護職が感染しないように注意して行ないましょう。

〈処置をする前に〉
①利用者に傷の処置をすることを説明します
②手洗いをして手袋を装着します

〈傷の処置の方法〉
①流水で傷口や周囲についた汚れをきれいに洗います。水道のところまで移動できない場合は、ペットボトルややかんに入れた水道水で洗い流します
②ガーゼや清潔なタオル、ティッシュペーパーなどを軽く当てて、押すように水分を拭き取ります
③ガーゼや絆創膏などで傷口を保護します

〈処置が終わったら〉
①処置が終わったら、その場で手袋を外し、手洗いをします
②行なった処置と傷の状態を記録します

▶4-6

軟膏の塗布

🞤 利用者自身で塗れないことが多い

　高齢者は皮膚の乾燥が著しく、湿疹や皮膚炎のほか、関節痛や腰痛も多く見られます。これらの治療のために、さまざまな軟膏が処方されています。利用者が自分自身で軟膏を塗るのは困難なため、介護職の介助が必要となります。介護職が正しい軟膏の塗り方を理解しましょう。

〈軟膏を塗る前に〉
①薬の袋（薬袋）に書かれた氏名、薬品名、使用量、塗布の部位と範囲を確認します
②手洗いをし、手袋を装着します
③利用者に軟膏を塗ることを説明します
④利用者の皮膚を観察します。皮膚に発赤、腫脹、熱感などがあった場合は医療職に報告しましょう

〈軟膏の塗り方のポイント〉
①利用者の皮膚を清潔にします
②指の腹や手の平を使って薄く軟膏をのばします

> **NG！**
> ・強くこすりながら塗ると、皮膚への刺激が強く、皮膚炎やかゆみを悪化させる原因になります

〈塗り終わったら〉
①すぐに手袋を外し、手洗いをします
②軟膏を塗ったことを記録します（軟膏の種類、部位、皮膚の状態、利用者の訴え）

〈軟膏の取扱いのポイント〉
　軟膏に雑菌が入らないよう、以下のとおり、清潔に取り扱いましょう。
①軟膏の容器のふたやチューブのキャップの内側に、他のものが触れないように気をつけます
②軟膏を容器やチューブから取り出すときは、利用者の身体に触れた指を使わず、清潔な指を使いましょう
③大きな軟膏の容器から取り出すときは、一回の使う量だけを取り出しましょう

> **NG!**
> ・一度取り出してあまった軟膏は、容器に戻してはいけません。追加して取り出すと、軟膏を不潔にするおそれがあります

〈医師に確認しておきましょう〉
　かゆみや痛みを止める軟膏を使っている利用者から、「もう一度軟膏を塗ってほしい」と頼まれることがよくあります。事前に、一日何回まで、どれくらいの時間をあけて塗ってよいのかを医師に確認しておきましょう。

〈医療職に報告しましょう〉
　軟膏を塗る前には必ず皮膚を確認しましょう。皮膚の状態がいつもとちがっていた場合、軟膏を塗る前に必ず医療職に報告しましょう。

▶4-7

湿布の正しい貼り方

　関節痛や腰痛のある利用者には、湿布が処方されていることが多いです。湿布も利用者自身で貼るのが困難なことが多く、介護職の介助が必要となります。また、高齢者の皮膚は弱いので、湿布の貼り方やはがし方によっては皮膚を傷つけたり、かぶれたりすることもあります。そのため、介護職は正しい湿布の貼り方を理解しましょう。

〈湿布を貼る前に〉
①薬の袋（薬袋）に書かれた氏名、薬品名、貼付部位を確認します
②手洗いをします
③利用者に湿布を貼ることを説明します
④皮膚を観察します

POINT！
・傷や湿疹のある部分に湿布は貼れません。皮膚の発赤やかゆみなどのかぶれの症状がある場合には、医療職に報告しましょう

〈湿布の貼り方のポイント〉
①湿布を貼る部位を清潔にして水分を十分に拭き取ります
②薬面のフィルムをはがしながら貼ります
　※はがれやすい部位に貼る場合は、湿布に切り込みを入れて貼ります
③湿布を貼ったら、全体を軽く押さえてしっかり密着させます

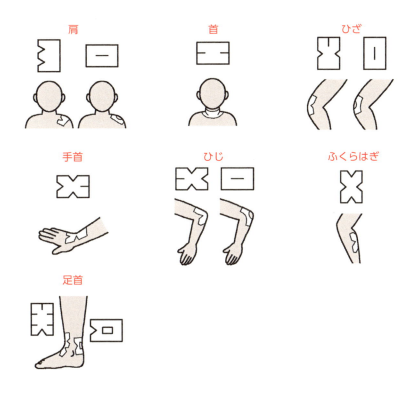

〈湿布を貼り終わったら〉
①湿布の袋の口をしっかりと閉めます。閉じられていないと、湿布の種類によっては、水分が蒸発し、硬くなって使えなくなる場合があります
②手洗いをします
③湿布を貼付した時間、部位、皮膚の状態、痛みなどを記録します

〈はがすときに注意すること〉
①引っ張って一気にはがすと、皮膚に負担がかかり痛みもともなうため、片方の手で皮膚を押さえ、もう一方の手でゆっくり巻き取るようにはがしましょう
②毛の生え方に逆らってはがすと痛みがともなうため、毛の流れに沿ってはがすようにしましょう

点眼薬の点眼

誤った点眼方法では効果が発揮されない

　点眼薬とは、目薬のことです。点眼薬は市販のものもたくさんあり、誰しも使ったことがある身近な薬です。利用者に処方されている点眼薬は、何かしらの治療を目的としています。誤った点眼の方法を続けると、点眼薬の効果が十分に発揮されなかったり、点眼薬が汚染されてしまったりします。介護職は、正しい点眼方法を身につけましょう。

〈点眼する前に〉
①薬の袋（薬袋）に書かれた氏名、薬品名、点眼する目、量、点眼時間を確認します
②手洗いをして、手袋を装着します
③利用者に点眼することを説明し、座位で顔を上に向けるか、仰臥位になってもらいます

〈点眼方法のポイント〉
①目やにや目のまわりに汚れがある場合は、清潔なガーゼやタオルで、目頭から目じりの方向に拭きます
②下まぶたを軽く下に引き、点眼薬の先端がまぶたの縁やまつ毛、角膜に触れないように点眼します
③点眼薬が流れ出ないように1分程度、静かにまぶたを閉じてもらい、軽く目頭を押さえます
④目からあふれた点眼液は、清潔なガーゼやティッシュペーパーなどで拭き取ります

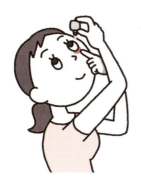 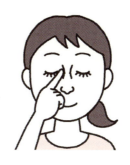

〈注意すること〉
① 2種類以上の点眼薬を点眼する場合は、間隔をあけないと先に点眼した薬があとに点眼した薬によって流されてしまいます。複数の点眼薬を使用する場合、5分以上間隔をあけましょう
② 点眼後に目がかゆくなったり、腫れたり、赤くなったりした場合は、医療職に報告しましょう
③ 点眼するときに、開けたキャップは清潔なところに置きましょう

〈点眼薬の保存方法〉
　点眼薬の使い方や保存方法が悪いと、雑菌が繁殖したり、変質したりします。点眼薬にはそれぞれの保存方法が決まっていますので、点眼薬に記載されている保管方法を必ず守りましょう。

・常温保存：室内で保存する。直射日光や温度が高い場所は避ける
・冷所保存：冷蔵庫に保存する
・暗所保存：日の当たらない暗いところに保存する
・遮光袋に入っている点眼薬は、日光により変色するため、必ず遮光袋に入れて保存する

▶4-9

鼻腔粘膜への薬剤噴霧の基本

鼻腔粘膜への薬剤噴霧とは、薬を鼻から噴霧することです。一般的に「点鼻薬」といわれるもので、花粉症などのアレルギー性鼻炎でよく使われる薬です。

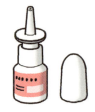

〈点鼻薬を噴霧する前に〉
①薬の袋（薬袋）に書かれた氏名、薬品名、点鼻する鼻、量、点鼻時間を確認します
②手洗いをして、手袋を装着します
③点鼻することを説明し、座位で顔を上に向けるか仰臥位になってもらいます

〈点鼻薬の噴霧方法〉
①利用者に点鼻薬の噴霧をすることを説明します
②鼻の通りをよくするため、鼻を軽くかんでもらいます
③薬の濃度や粘り気を均一にするために、薬の容器をよく振ります
④利用者の頭をうつむき加減にして、噴霧しないほうの鼻を押さえます
⑤容器の先端を鼻に入れて噴霧します。容器の先端が鼻の内側に触れないように注意します

〈点鼻薬の噴霧が終わったら〉
①容器の先端をきれいに拭き、キャップをして片づけます
②噴霧した点鼻薬の薬品名と時間、利用者の状態を記録します

▶ 4 - 10

一包化された内服薬の介助

一包化された内服薬に限って介助できる

　繰り返しますが、高齢者の多くは複数の病気を持ち、複数の薬を飲んでいます。そのため、飲み間違いや錠剤の紛失がないように一回に飲む薬を一つの袋にまとめられていることが多くなりました。これが、<u>一包化された内服薬</u>です。介護職は、内服薬が一包化されている場合に限って内服の介助が認められています。介護職による内薬介助が必要なのに内服薬が一包化されていない場合は、医療職に相談しましょう。

　薬は、一定の血中濃度があるときに効果を発揮するので、内服する時間は薬の血中濃度も考慮して決められています。医師の指示どおりの飲み方をしないと効果が出なかったり、副作用が現われたりすることがあります。インスリンや高血圧の薬など、薬によっては、内服しないとすぐに症状が悪化するものもあります。

　また、高齢者は肝臓や腎臓の機能が低下しているため薬が体にたまりやすく、副作用が出やすいという特徴があります。内服するのを忘れたときや内服する時間が遅くなったときなどは、すぐに医療職に報告します。内服薬の内服介助は利用者の命に関わるということを忘れずに、慎重に、確実に行ないましょう。

〈内服介助の準備〉
①薬の袋（薬袋）に書かれた氏名、内服する時間、薬の種類と量、方法を確認します
②手洗いをします
③利用者に説明をします。座位か半座位になってもらいます
④コップや吸い飲みに水や白湯を用意します

〈内服介助の方法〉
①先に水か白湯を飲んでもらい、口の中を湿らせます
②自分で口に薬を入れられる利用者の場合は、利用者の手の平に薬をのせて口に入れるのを見守ります
③自分で口に薬を入れられない利用者の場合は、介護職が利用者の舌の中央に薬をのせます
④コップ一杯の水、または白湯を飲んでもらいます
⑤内服できたかを利用者に確認します。必要な場合は、利用者に口を開けてもらい、薬が口の中に残っていないかを確認します
⑥内服後は、しばらく座位または半座位で過ごしてもらいます

〈錠剤が飲み込みにくい場合〉
①服薬ゼリーやオブラートを利用して飲みやすくする工夫をしましょう。
　オブラートはでんぷんでできているため、水に浸さずにそのまま飲むと、口の中の水分で貼りついてしまうので、注意しましょう。オブラートに包んだ場合、口に入れる直前に水に浸すと、ゼリーに近い状態になり、飲みやすくなります
②薬の数が多い場合は、2～3個ずつに分けて介助しましょう

〈内服介助が終わったら〉
　内服介助をした時間、利用者の状態を記録します

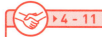 ▶4-11

坐薬の挿入

　介護職が挿入する坐薬の種類には、解熱、鎮痛、吐き気止め、下剤などがあります。坐薬を挿入する際は、利用者の羞恥心に配慮しましょう。また、肛門・肛門周囲の出血や、便に血が混じっているときは医療職に連絡をします。

〈坐薬挿入の準備〉
①薬の袋（薬袋）に書かれた氏名、薬品名、投与時間、量、方法を確認します
②利用者に坐薬を挿入することを説明し、排泄を済ませてもらいます
③介護職は手袋を装着します

〈坐薬の挿入方法〉
①利用者に左側を下にして側臥位になってもらい、膝を少し曲げます
②利用者の下着を下ろします。保温と羞恥心に配慮し、バスタオルをかけます
③坐薬が挿入しやすいように、坐薬の尖っている部分に潤滑ゼリーをつけます
④肛門の位置を確認し、坐薬の尖っているほうから、指の第一関節が入るくらいを目安に挿入します。利用者に深呼吸をしてもらうと肛門括約筋の緊張がゆるみ、挿入しやすくなります
⑤挿入後、坐薬が出ないように2〜3分程度肛門をトイレットペーパーで押さえます

〈坐薬挿入が終わったら〉
　手袋を外して手洗いし、坐薬を挿入した時間、薬品名、利用者の状態を記録します

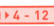

正しい浣腸の方法

　浣腸とは、直腸に物理的な刺激を与え、腸を動かし排便を促すものです。介護職が行なえる浣腸は、市販の「ディスポーザブルグリセリン浣腸」です。医療用のグリセリン浣腸は、先端部分が長いため操作がむずかしく、直腸を傷つけてしまうおそれがあります。介護職の使用が認められている浣腸器を用いて、安全に行ないましょう。坐薬と同様、利用者の羞恥心に配慮します。

〈浣腸を始める前に〉
①浣腸器を40℃くらいのお湯に入れて、人肌程度に温めます
②手洗いをして手袋を装着します
③利用者に浣腸することを説明します

〈浣腸の方法〉
①防水用のシートにバスタオルを重ねたものやおむつなどを臀部（でんぶ）の下に敷きます
②左側を下にして側臥位になってもらい、膝を少し曲げてもらいます

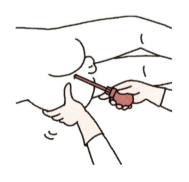
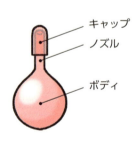

③ノズルをしっかり持って、キャップを抜きます。キャップを抜くときに容器のボディを持つと薬液が飛び出します
④薬液を少し押し出し、先端の周囲を濡らすと挿入しやすくなります
⑤片手で肛門を開き、ノズルを静かに肛門に少しずつ挿入します
・無理に挿入すると粘膜を傷つけることがありますので注意しましょう
・挿入しにくいときは、潤滑剤をノズルに塗ると、スムーズに挿入できます
⑥ノズルを挿入したら、ゆっくりと薬液を注入します。利用者に「気分が悪くないか」を確認します
⑦注入が終わったら、静かにノズルを抜き取り、肛門をトイレットペーパーで押さえます（便意が強くなってから排便してもらいます）
⑧便意が強くなったら、トイレか便器で排便してもらいます。排便が終わったら、便の量と正常を観察します。便に血が混じっている場合や腹痛、吐き気などの異常があったときは、速やかに医療職に連絡しましょう

〈浣腸が終わったら〉
①手袋を外して手洗いをします
②浣腸を実施したことや便の量、性状を記録します

▶4-13

安全な爪切りのやり方

爪切りで皮膚を傷つけてしまうと、出血や感染のおそれがあります。安全に爪切りが行なえるように、正しい爪の切り方を習得しましょう。

🏥 介護職がやってはいけない爪切り

①陥入爪（爪の先端または側面が、爪周囲の皮膚にくい込んだ状態）

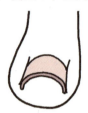

②巻き爪（爪の両側が内側に巻き込んで、弯曲しながら伸びていった状態）

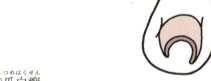

③爪白癬
④爪の周囲の皮膚に炎症や化膿がある
⑤糖尿病などで専門的なケアを必要な場合（詳しくは、2-14「糖尿病の特徴」を参照）

〈爪切りを始める前に〉
①爪切りを始める前に、利用者の爪と周囲の皮膚を観察します
②利用者に爪切りを行なうことを説明します
③手洗いをして手袋を装着します

〈爪切りの方法〉
①巻き爪にならないように、爪の先をまっすぐに切ります。一回で切り落とさずに少しずつ切っていきます
②爪を切ったあとは、やすりをかけます

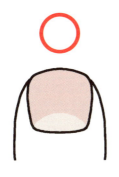
爪の先をほぼまっすぐに切る

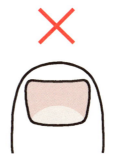
深爪

〈皮膚を傷つけないために〉
①明るい場所で行ないましょう
②入浴後や手浴・足浴後は、爪が柔らかくなるため切りやすくなります
③入浴や手浴などができない場合は、蒸しタオルで指先を温めましょう

〈爪切りが終わったら〉
①切った爪をゴミ箱に捨てます
②手袋を外し、手洗いをします
③爪切りをした時間、部位など実施した内容と爪や皮膚など利用者の状態を記録します

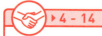

口腔ケアのポイント

　口腔内を清潔にすることは、むし歯や歯周病予防だけでなく、誤嚥性肺炎の予防、口腔内の爽快感により食欲が増進するなど、健康を守るためにとても大切なケアです。また、味覚が向上することにより食事が美味しくなる、口臭の予防や言語の明瞭化により他者とのコミュニケーションに前向きになるなど、利用者のQOLの向上につながります。

　口腔ケアは、口腔内を清掃し清潔にする**器質的口腔ケア**と、口腔の機能を維持・回復するための**機能的口腔ケア**があります。この２つの口腔ケアがうまく組み合わされることで、利用者のQOLをより向上させることができるといわれています。利用者の口腔ケアは、多職種で取り組むケアです。介護職が行なうことができるのは、「重度の歯周病のない利用者」の口腔内の清掃です。ここでは、口腔内の清掃のポイントについて説明します。

● 口腔ケアの種類

器質的口腔ケア	・虫歯や歯周病などの予防や、嚥下性肺炎や呼吸器感染、気道感染の予防を目的とする ・うがい、歯みがき、義歯清掃、舌・口腔粘膜の清掃
機能的口腔ケア	・口腔機能（笑う、話す、食べる、表情をつくる、呼吸する）の維持・回復を目的とする ・舌や頬の運動、咳嗽訓練、嚥下訓練、発音・構音訓練

〈歯磨きを始める前に〉
①手洗いをして手袋をします
②利用者の口腔内を観察します

〈観察ポイント〉
・口腔内に傷はないか　　　　・歯肉が腫れていないか
・歯肉から出血していないか　・歯がぐらぐらしていないか
③誤嚥を防ぐため、できるだけ座位、または半座位にします
④仰臥位で行なう場合は側臥位（横向き）、または顔を横に向けます

〈歯磨きの方法〉
①歯磨きの前にうがいをしてもらい、食べ物の残りかすを取り除きます
②歯ブラシを鉛筆と同じように持ちます。鉛筆と同じ持ち方をすると余計な力が入らないため、歯肉を傷つけずに磨くことができます

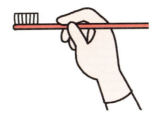

③歯ブラシの毛先を磨く部分にまっすぐ当てます。歯と歯肉の境目は毛先を45度の角度で、歯の外側は垂直に当てます。そして、軽い力で小刻みに動かします

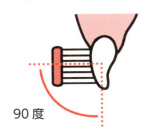
90度

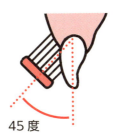
45度

　意識せずに磨いていると磨き残しがあるので、順番を決めて磨くと効率的に磨き残しがなく磨けます。
　（磨きにくく、汚れが残りやすい部分）
　・歯と歯の間　・歯と歯肉の境目　・奥歯のかみ合わせ
　・一番奥の歯の後ろ　・残っている歯のまわり

〈歯磨きが終わったら〉
①食べかすが残っていないか、出血や口臭がないかを必ず確認します
②使用した物品を片づけ、手袋を外して手洗いをします
③口腔ケアを実施したことを記録します

〈入れ歯の清掃の方法〉
①毎日、毎食後と就寝前に入れ歯の清掃をします
②水を流しながら、歯ブラシで洗浄します。洗面器の中で行なうと入れ歯を落として壊すことが少なく安全です
③歯磨き粉は、入れ歯を傷をつけるので使ってはいけません

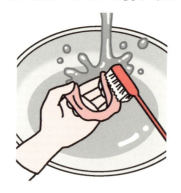

④入れ歯の中に侵入した細菌は、歯ブラシでの洗浄だけでは除去できません。入れ歯を歯ブラシで洗浄したあとに、週に1〜2回は、入れ歯洗浄剤を使いましょう

〈入れ歯の保管〉
①入れ歯は、乾燥させるとひび割れや変形します。保存容器に清潔な水を入れ、入れ歯を浸して保管します
②保存容器の水は毎日取り替えます

〈入れ歯の清掃が終わったら〉
①使用した物品を片づけ、手袋を外して手洗いをします
②入れ歯の清掃を実施したことを記録します

4-15 耳垢の除去の方法

高齢者は耳垢を排出しにくい

耳の穴の入口から鼓膜まで（外耳道）の長さは約3cmあり、耳の入り口から1cmのところに、皮脂腺や耳垢腺などの分泌腺があります。ここからの分泌物に、耳の中の古くなった皮膚が剥がれ落ちたものやゴミやホコリなどが混ざり合って耳垢になります。外耳道には線毛という細かい毛があって、耳垢を外に運び出す自浄作用があります。また、口を動かすことや体位によって移動し、自然と耳の外に出てくるようになっています。

このように人の身体は、耳の奥に耳垢がたまらないようにできています。しかし、介護を必要とする高齢者の場合は耳垢を自然に排出しにくくなるため、介護職が除去する必要があります。実施する際は、外耳道や鼓膜を傷つけないように注意しましょう。

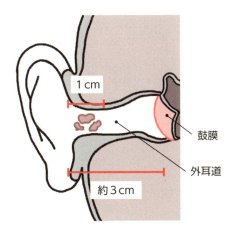

〈耳垢の除去を始める前に〉
①利用者に耳垢の除去をすることを説明します
②外耳道が見える姿勢になってもらう
③外耳道がよく見えるように照明を調節します
④利用者の外耳道を観察します

> **POINT！**
> ・耳垢が硬く固まっているような場合は、医療職に報告しましょう。また、耳垢が多量にたまり外耳道が塞がっている場合（耳垢栓塞（じこうせんそく））は、受診してもらいましょう

〈耳垢を除去する方法〉
①入口から1cmくらいのところまでの範囲の耳垢を、耳かきや綿棒で除去します
・耳かきや綿棒を奥まで入れると耳垢を押し込んでしまい、耳垢塞栓の原因になることがあるため注意しましょう
・耳かきや綿棒でこすり過ぎたり、奥へ入れ過ぎたりすると、外耳道や鼓膜を傷つけてしまうことがあるため注意しましょう
②利用者が不安にならないよう、耳かきや綿棒を入れるときには声をかけましょう

〈耳垢の除去が終わったら〉
①除去した耳垢を廃棄します
②耳垢の除去をしたことを記録します

▶4-16

自己導尿の補助

　何らかの理由で自分の力で排尿が困難な利用者が、自分でカテーテルを尿道から膀胱に挿入して、排尿をすることを**自己導尿**といいます。介護職は、利用者が自己導尿をやりやすいようにカテーテルの準備や体位の保持を行ないましょう。

〈自己導尿の補助を始める前に〉
①手洗いをして手袋を装着します
②利用者に手洗いまたは手を拭いてもらい、カテーテルを挿入しやすい姿勢になってもらいます

〈自己導尿の補助の方法〉
①利用者が尿道口の消毒に使う消毒綿を手渡します。女性の場合、尿道口がわかりにくいときは鏡を置いて確認します
②カテーテルをケースから出し、利用者に手渡します。このとき、カテーテルの先端部分が他の物に触れないように注意します。必要なら、カテーテルの先端に潤滑油をつけて渡します
③尿器等で尿を受けます。カテーテルの先端が尿器内に入らないようにします
④排尿が終わったら、カテーテルを抜きやすいように補助します

〈自己導尿の補助が終わったら〉
①尿の量と性状を確認して、廃棄します
②手袋を外して手洗いをします
③利用者に手洗い、または手を拭いてもらいます
④水道水でカテーテルを洗浄、消毒薬の入ったケースに戻します
⑤自己導尿の補助を実施したことと、尿の量と性状を記録します

ストマ装具の交換と排泄物の廃棄

　ストマとは悪性腫瘍や炎症性疾患などで、大腸や小腸などの消化器や尿管などの泌尿器の手術後、腸や尿管などの一部をお腹に直接出してつくった便や尿の排泄口のことです。小腸や大腸、直腸などを切除したことにより、自然排便ができなくなり、自分の意識にかかわらず便が排泄されます。そのため、ストマ装具を装着して便を受け止めます。

　ストマ装具にはさまざまなタイプのものがあり、利用者の状態によって使用する装具が異なります。装具によって扱い方も異なるため、医療職と連携を取りながら行ないましょう。

　ストマ装具は、皮膚に貼り付けるもの（面板）と、便を受け止める袋（パウチ）で構成されています。大きく分けると、面板とパウチが一体になっているワンピース型と、面板とパウチが分かれているツーピース型があります。

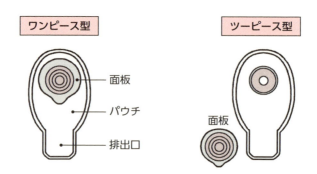

〈ストマ装具のパウチにたまった排泄物の廃棄方法〉
①利用者に、トイレの便座またはいすに座ってもらいます
②手洗いをして手袋、エプロン、マスクを着用します
③大きめのビニール袋の中にパウチの排出口を入れ、排出口を開けます
④排出口を開けます（排出口は、クリップや輪ゴムなどで止められてい

ます）
⑤排出口に付着した便をトイレットペーパーで拭き取り、排出口を閉じます
⑥ビニール袋の排泄物をトイレに廃棄します
⑦手袋、マスク、エプロンを外し、手洗いをします
⑧排泄物の廃棄を実施したことと、便やストマとその周辺の状態を記録します

〈ストマ装具の交換〉
①ストマ装具を交換する前にパウチ内の排泄物を廃棄します
②パウチを面板からはがします
・はがすときは、指で皮膚を押さえながら、少しずつ丁寧にはがしましょう
・はがれにくいときは剥離剤を使用したり、皮膚と面板の間に濡らしたガーゼなどを使用しましょう

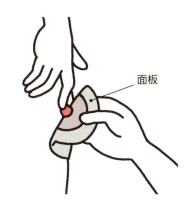
面板

③石けんを十分に泡立て、ストマ周囲の皮膚をガーゼや布で洗います
④洗い終わったら、乾いた布やガーゼで水分を拭き取ります
⑤皮膚の観察をします。皮膚が赤くなっていたり、かゆみ・発疹などがある場合には医療職に相談しましょう
⑥ストマの大きさに合わせて、ストマより1～2㎜大きく穴を開けます

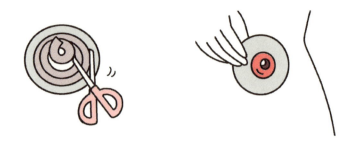

⑦皮膚のしわを伸ばしながら面板を貼り、ストマの周囲を押さえて密着させます。面板をテープで固定するタイプもあります

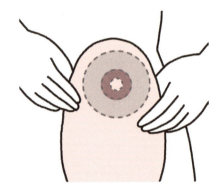

⑧ストマ装具の交換を実施したことやストマとその周辺の状態を記録します

特定行為（喀痰吸引・経管栄養）の基本

研修の修了者のみが行なえる行為

　特定行為である**喀痰吸引**と**経管栄養**は、医行為の範疇とされています。医行為は、やり方によっては人体に危害を加えかねない行為であるため、一定の研修を修了し、都道府県知事から認定証を交付された介護職のみが行なえます。

　特定行為は、利用者の命にも関わる行為であることを忘れずに、慎重に確実に行ないましょう。また、特定行為を業務として行なうということは、事故が起きたときには介護職がその責任を負うということです。利用者の安全を守るため、そして介護職自身を守るためにも、研修で習得した知識と技術を確実なものにし、医療職との連携を強化することが大切です。

　特定行為は研修修了者のみが行なえる行為であるため、ここでは、研修を修了していることを前提とした内容としました。特定行為を安全に行なうために、ケアによって起こり得るトラブルとその予防策について解説します。

介護職が行なえる喀痰吸引の範囲

　痰を自分の力で出せない場合、痰が空気の通り道を塞いで呼吸困難や窒息につながります。これらを防ぐために吸引器を使って、痰を取り除き、呼吸を楽にするのが「喀痰吸引」です。介護職が行なえるのは、「咽頭の手前までの鼻腔内と口腔内の喀痰吸引」と、「気管カニューレ内部の喀痰吸引」です。呼吸を楽にするために行なわれるものですが、介護職が不適切な方法で行なうと、利用者に苦痛を与えてしまいます。介護職は、確実な方法で行ないましょう。

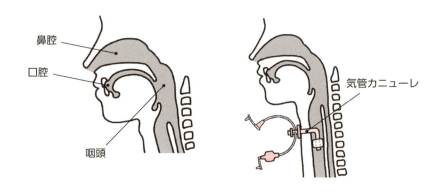

🏥 吸引により起こり得るトラブルとその予防

〈苦痛〉

　口や鼻から吸引チューブ（以下、「チューブ」とする）が入るため、利用者は不快感と苦痛を覚えます。吸引を行なうたびに利用者に説明をし、同意を得ることが大切です。そして、利用者の表情や呼吸状態を観察しながら吸引を行ない、苦痛が大きい場合は無理をせずに看護職に報告します。吸引が終わったときには、利用者にねぎらいの言葉を忘れずにかけましょう。

〈粘膜の損傷や出血〉

　口腔内や鼻腔内、気管内の粘膜は柔らかいため、チューブで傷つけてしまうおそれがあります。チューブを挿入する長さや吸引圧、時間は医師の指示書どおりに行ないましょう。粘膜を傷つけずに吸引するためのポイントは、次のとおりです。

①吸引器が正常に作動するかを確認してから吸引します。吸引圧が事前に取り決められた設定になっていることを確認します。介護職は、自己判断で吸引圧の設定を調整してはいけません

②チューブを鼻に入れるとき、無理に押し込むと粘膜を傷つけ出血するおそれがあります。上半身を10〜15度程度挙上し、あごを少し上げた姿勢にして、鼻腔の構造をイメージしながら挿入しましょう

③口腔・鼻腔吸引の場合、チューブを挿入するときは、チューブの根元

を親指で押さえて、吸引圧をかけずに挿入します
※気管カニューレ内吸引は、吸引圧をかけたまま気管カニューレ内にチューブを挿入します

④痰を吸引するときに、口腔や鼻腔内にチューブをとどめておくと、粘膜を吸いつけてしまいます。粘膜にチューブが吸いつかないようにチューブを回転させたり、移動させながら吸引します

〈低酸素状態〉

　吸引は、痰だけでなく、気道の酸素も一緒に吸引しています。吸引時間が長くなると低酸素状態になるため、次のポイントを守りましょう。
① 1回の吸引時間は10～15秒以内です。1回で痰が取り切れない場合は、無理に続けてはいけません。いったん休んでから行ないます
②利用者の顔色やパルスオキシメーターを確認しながら吸引を行ないましょう。呼吸や顔色、唇の色などが悪くなった場合は、吸引をすぐに中止し、医療職に報告します

〈チューブの刺激による嘔吐〉

　チューブで口腔の奥（咽頭）を刺激すると嘔吐反射が起こります。嘔吐により、吐物の一部が肺に入り誤嚥性肺炎になることがあります。チューブは深く入れすぎないように注意が必要です。鼻腔内吸引の場合、チューブを挿入する長さの目安は約8～10cmですが、利用者により異なりますので、指示書やケアカンファレンスで確認しておきましょう。

〈感染〉

　汚染された手や器具で吸引すると、口や鼻、気管に細菌やウイルスが侵入し、感染を起こすおそれがあります。鼻腔・口腔内はできるだけ清潔に、気管カニューレ内は無菌となるように吸引を行ないます。
①吸引前後に手洗いをし、手袋を装着します
②チューブの先端約10cmは、どこにも触れないように操作しましょう
③吸引後は、チューブに付着した分泌物を清浄綿等で拭き取ります。その後、チューブ内に洗浄用の滅菌精製水を通して、残った痰を取り除

きます
※順番を間違えると滅菌精製水を汚してしまうため、注意しましょう
④吸引びんは、1日1回洗浄します
⑤洗浄用滅菌精製水や保管用消毒液の汚れや浮遊物を確認したら、すみやかに交換しましょう

経管栄養は生命を維持するための方法

経管栄養は、口から食事をとることが困難な場合や、必要な栄養や水分をとれない場合に、消化管に経管栄養チューブを挿入して流動食などをとる方法です。

経管栄養には、鼻から経管栄養チューブを挿入する「経鼻経管栄養」と、お腹の壁から胃または腸に貫通する穴(ろう孔)をあけて経管栄養を注入する「胃ろう経管栄養」「腸ろう経管栄養」があります。

経管栄養は、生命を維持するための大事な栄養補給の手段です。高齢者は抵抗力が低下しているため、十分に栄養をとれなければ、余計に病気にかかりやすく、また、治りにくくなってしまい、感染症や褥瘡などさまざまな障害が起こります。また、経管栄養チューブが正確に挿入されていなかったり、栄養剤(流動食)などの注入方法が不適切だったりすると、生命に危険を及ぼすことになります。介護職は基本を忘れず、経管栄養を安全・確実に行ないましょう。

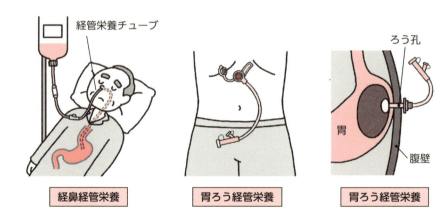

経管栄養により起こり得るトラブルとその予防

　経管栄養により起こり得るトラブルは、下表のとおりです。これらのトラブルは、経管栄養チューブが正確に挿入されていなかったり、栄養剤（流動食）などの注入方法が不適切だったりすることが原因で起こります。トラブルを予防するために、経管栄養の基本と医師の指示どおりに確実に行ないましょう。

スキントラブル	鼻腔周囲の皮膚の炎症、鼻粘膜の損傷、ろう孔周囲のただれ、咽頭炎、食道炎　など
消化器症状	嘔吐、腹部膨満、腹痛、下痢　など
感染症	嚥下性肺炎、消化器感染症　など

　介護職は、経管栄養を始める前と栄養剤の注入時に利用者の観察を行ない、異常を発見したら、すぐに医療職に報告しましょう。

〈経管栄養を始める前〉

利用者の状態	体温、呼吸、意識レベル、痰の量、吐き気、嘔吐、腹部膨満感、胃のむかつき、咽頭違和感　など
経管栄養チューブの状態	栄養チューブのねじれや折れ曲がり、栄養チューブの抜け、ろう孔周囲の状態、固定状態

〈経管栄養を行なっているとき〉

利用者の状態	吐き気、嘔吐、腹部膨満感、顔色、呼吸、痰の量、しゃっくり、体位のずれ、意識レベル、経管栄養チューブや挿入部を利用者が触っていないか
栄養剤の注入の状態	滴下速度、経管栄養チューブの接続部位、ろう孔周囲からのもれ

〈鼻腔やろう孔周囲のスキントラブル〉

　経管栄養チューブの挿入部は、清拭などで清潔を保ちましょう。清潔ケアの際に、出血、ただれ、発赤などを発見したときは医療職に報告しましょう。

〈胃から食道への逆流〉
　胃の噴門部にある筋肉のしまりが弱くなることで、栄養剤が逆流しやすくなります。胃から食道に逆流した栄養剤が肺に入って誤嚥性肺炎を起こすことがあります。逆流を防ぐため、栄養剤を注入する体位に注意しましょう。
・栄養剤を注入するときは、座位または半座位の体位にします
・栄養剤の注入後、30～60分はそのままの体位を保ちます

〈嘔吐〉
　栄養剤を仰臥位のまま注入したり、栄養剤の温度による刺激や注入速度が速いときなどに吐き気が出たり、嘔吐をすることがあります。また、吐物が肺に入って肺炎を起こしたり、気道に詰まると窒息状態になり、場合によっては死に至ることもあります。
　栄養剤を注入しているときに吐き気や嘔吐が見られた場合は、直ちに栄養剤の注入を止めて医療職に連絡しましょう。

〈下痢〉
　経管栄養を行なっている利用者の下痢の原因で最も多いのは、注入速度です。栄養剤の滴下速度を適宜観察し、医師の指示どおりに調節します。
　また、経管栄養を不潔な操作で行なうことで、細菌感染から下痢が起こります。経管栄養の器具や介護職の手指の清潔に注意しましょう。

第5章

感染症対策はこうする

▶5-1

感染症を発症する要因

　高齢者の死亡原因の上位には、いつも「肺炎」が入っています。肺炎は細菌やウイルスなどが肺に入って感染し、炎症を起こす病気です。高齢者は抵抗力が低下しているため感染しやすく、感染によって引き起こされた病気が重症化すると、生命の危機につながることもあるのです。利用者の健康を守るため、感染予防のケアを介護職と医療職が協力して行なうことが大切です。

　入所施設や通所施設は、高齢の利用者が過ごす場であることから、一人の利用者が感染すると他の利用者に容易に広がります。そのため介護施設は、感染を予防することと広げないことが重要な課題となり、介護職には感染対策の正しい知識と技術が必要です。たとえば、ノロウイルスに感染した利用者の排泄物を適切に処理しなかったことが原因で、感染が広がることがあるからです。また、介護職にも感染するリスクがあります。正しい感染対策は、利用者と介護職の健康を守るうえでも大切なことです。

　介護職が誤った感染症についての認識で利用者やその家族に接したために、その人たちの心を傷つけてしまうことがあります。また、感染症が発症したときに介護職があわてたり過度に反応すると、他の利用者に不安を与えることもあります。以上のことから、介護職は感染症に関する正しい知識を身につける必要があるのです。

　本項では、介護職が知っておきたい感染に対する基礎知識と、感染対策の基本について解説します。

感染症とは

　私たちの身のまわりには、目に見えないウイルスや細菌などの病原体が存在しています。感染とは、これらが人の身体に入って増え続けるこ

とです。感染により引き起こされた病気を感染症といいます。病原体の力と身体の抵抗力とのバランスによって、発症するかどうかが決まります。

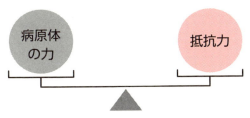

　そして、感染していても発症しないことがあります。感染症の症状が出ていない場合でも、病原体を体内に持っている利用者がいれば、その人が感染源となる可能性があります。インフルエンザは、発症前の潜伏期間に接触した人に感染している可能性があります。また、ノロウイルスは、胃腸症状が治まったあとも2～3週間ウイルスが排出されるといわれています。このように病原体を体内に保有している状態の人を保菌者といい、症状がなくても他の人に感染させる力を持っています。

感染症を発症させる3つの要件

「感染源」「感染経路」「感受性宿主」の3つの要件がそろったときに、感染症を発症します。

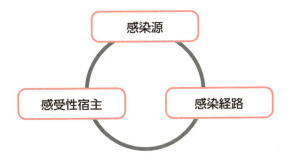

〈感染源〉
　感染症を引き起こす病原体は、細菌やウイルスなどの微生物です。この病原体で汚染されているものを「感染源」といいます。たとえば、感染した人の排泄物・嘔吐物・血液などや、感染者や保菌者が触れた物や食品などが感染源になります。
　介護現場で感染源になると考えられる人は、利用者と職員、そして面会者です。感染源となる場所は、トイレや食堂などの共同スペースです。さらに感染者が使用している物だけでなく、共同で使用している物も感染源となります。

【感染源となるもの】
①感染者の排泄物（尿・便）、嘔吐物
②感染者の血液、体液、分泌物（喀痰・膿・鼻水・唾液など）
③菌で汚染された器具・器材（ガーゼ・針など）
④感染者が触れたリネンやタオル、衣服、食器など
⑤感染者に触れた手指

〈感染経路〉
　私たちの身のまわりには、病原体である微生物がたくさん存在しています。しかし、その病原体が体内に侵入しなければ感染は起こりません。たとえば、ノロウイルスに感染した利用者の便は感染源ですが、便が存在するだけでは他の利用者へと感染しません。その便の中に存在する病原体が、他の利用者の体内に運ばれたときに感染が起こります。
　感染経路には、「空気感染」「飛沫感染」「接触感染」「経口感染」「血液媒介感染」があります（次ページの表を参照）。

〈感受性宿主〉
　病原体による感染が起きたとしても、感染症が発症するわけではありません。抵抗力よりも、病原体の力が強かったときにだけ感染症が引き起こされます。つまり感染症の発生には、感染しやすい人の存在が必要な条件なのです。このような感染しやすい人のことを「感受性宿主」と

● 感染経路と主な病原体

感染名	感染経路	病原体
空気感染	咳・くしゃみなどで空中に飛散した飛沫核（5μm以下）を吸い込んで感染する。飛沫核は空中に長時間浮遊し、空気の流れにより飛散する。	結核 麻疹（はしか） 水痘（水ぼうそう）
飛沫感染	咳やくしゃみ、会話などで唾液や喀痰が空中に飛散した飛沫粒子（5μm以上）を吸い込んで感染する。飛沫粒子は1m以内の床に落下し、空中を浮遊し続けることはない。	インフルエンザ 風疹
接触感染	病原体のある皮膚や粘膜に直接触れたり、病原体が付着した手指、ドアノブ、手すり、物品などに触れたりすることで感染する。感染源に直接あるいは間接に接触することで、病原体を他につけてまわり感染を広げていく。	疥癬（かいせん） MRSA 緑膿菌
経口感染	病原体をふくんだ水を飲んだり、食物を食べたりすることで経口的に消化管に入り感染する。	ノロウイルス 腸管出血性大腸菌
血液媒介感染	病原体で汚染された血液や体液、分泌物が針刺し事故などで体内に入って感染する。	HIVウイルス B型肝炎ウイルス C型肝炎ウイルス

※1μm＝1mmの1/1000
出典：厚生労働省「高齢者介護施設における感染対策マニュアル」平成25年3月をもとに作成

いいます。
　人の抵抗力は、年齢、栄養状態、疲労、ストレスなどにより異なります。高齢者の場合、加齢により免疫力が低下していることや体力が低下していることなどから、病原体に対する抵抗力も低下しています。そのため、感染しやすく、そして感染症を発症しやすいということになります。

感染対策の原則と予防策

　感染対策の3原則は、①感染源の排除、②感染経路の遮断、③宿主（人）の抵抗力を向上させることです。これは、感染症を発生させる3要件にもとづく対策になっています。ここでは、感染源の排除と感染経路の遮断について解説します。

①	感染源の排除	・環境整備 ・排泄物、嘔吐物などの適切な処理 ・器具や器材などの消毒
②	感染経路の遮断	・感染源を持ち込まない対策 ・感染源を広げない対策 ・感染源を持ち出さない対策
③	宿主の抵抗力を強くする	・健康管理 ・食事、運動、休息へのケア ・予防接種

感染源の排除

　感染源の排除とは、感染源となる可能性のあるものを取り除くことです。感染源となる可能性のある排泄物、体液、血液、分泌液は放置せず、速やかに処理しましょう。また、利用者に使用したガーゼや医療的ケアで使用した物品なども速やかに片づけましょう。その際、介護職は感染源になる可能性のあるものには素手で触れずに、必ず手袋を着用します。そして、必ず手洗いをします。介護職の手が感染源とならないために、手洗いと手袋の着用はとても重要です。これを**標準予防策（スタンダード・プリコーション）**といいます。標準予防策については、あとで詳しく解説します。

また、病原体の発生や繁殖を防ぐために、日々の環境整備も大事なことです。感染源となる可能性のあるトイレや食堂などの共同スペースの清掃や消毒は、徹底して行ないましょう。

感染経路の遮断

　感染経路の遮断には、①感染源（病原体）を持ち込まない、②感染源（病原体）を広げない、③感染源（病原体）を持ち出さない、という3つの原則があります（次ページ図表を参照）。

〈介護施設での感染経路〉

　介護施設でのインフルエンザやノロウイルスなどの感染症は、施設の外から病原体が持ち込まれて発生することが多いといわれています。施設の外から病原体を持ち込むのは、施設の外で感染した職員、面会者、ボランティア、実習生、委託業者、新規入所者などです。職員が忘年会でカキを食べてノロウイルスに感染していたことに気づかず、体調が悪いまま利用者のケアをしたことから、施設でノロウイルス感染症が流行したという事例がありました。

　このように、感染対策に取り組む介護職自身が感染源を持ち込み、多くの利用者と接することで感染を広げてしまうことがあります。ですから、介護職は常に健康管理を心がけることが大切です。また、面会者や委託業者、実習生などが感染源を持ち込まないための対策を考えることも重要です。

〈感染源を広げない対策〉

　抵抗力が低下している高齢者は、感染しやすい状態にあります。そのため、施設内で一人でも感染症にかかったら、集団感染につながるおそれがあります。感染が拡大しない対策を介護職と医療職が協力して速やかに、適切に行なうことが重要です。

　感染源を広げない対策としては、①発病者の早期発見、②排泄物や汚物などの速やかな処理、③手洗い、うがいの徹底、④介護職の健康管理、

⑤隔離などの感染経路別の予防策があります。ここでは、発病者の早期発見と感染経路別の予防策について説明します。そのほかについては、感染対策の基本のところで説明します。

● **高齢者介護施設における感染対策**

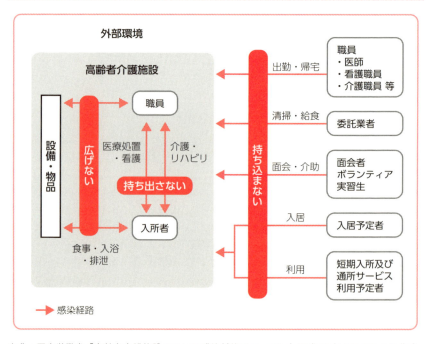

出典：厚生労働省「高齢者介護施設における感染対策マニュアル」平成25年3月をもとに作成

発病者の早期発見が重要

　施設での集団感染を防ぐには、感染症の発症者を早期に発見することが第一です。集団感染の原因を探っていくと、「そういえば○○さん、嘔吐したわ」「そういえば○○さん、下痢ぎみだった」「そういえば、食欲がいつもよりなかったかも……」と回想する介護職が見つかることがあります。集団感染が起こる前に、利用者が介護職に何らかのサインを送っています。

介護職からは、「『こんなことは報告するほどではないのかも』と、医療職への報告に迷う」という声をよく聞きます。一方、医療職からは、「もっと早く報告してくれればよかったのに」と、消極的な対応を残念がる声を聞きます。介護職は、利用者の健康状態を自己判断せずに、医療職に積極的に報告しましょう。

〈感染症を疑うべき症状と要注意のサイン〉
　発熱、嘔吐、下痢など感染症を疑うべき症状がある場合には、医療職にすぐに報告することが感染対策では重要です。下表のような症状を発見したら、観察した状態を正確に医療職に報告しましょう。

● **感染を疑うべき症状とサイン**

主な症状	要注意のサイン
発熱	・ぐったりしている、意識がはっきりしない、呼吸がおかしいなど全身状態が悪い ・発熱以外に、嘔吐や下痢などの症状が激しい
嘔吐	・発熱、腹痛、下痢もあり、便に血が混じることもある ・発熱し、体に赤い発疹も出ている ・発熱し、意識がはっきりしていない
下痢	・便に血が混じっている ・尿が少ない、口が渇いている
咳・咽頭痛・鼻水	・熱があり、痰のからんだ咳がひどい
発疹（皮膚の異常）	・牡蠣殻状の厚い鱗屑（りんせつ）が、体幹、四肢の関節の外側、骨の突出した部分など、圧迫や摩擦が起こりやすいところに多く見られる ・非常に強いかゆみがある場合もあれば、まったくかゆみをともなわない場合もある

出典：厚生労働省「高齢者介護施設における感染対策マニュアル」平成25年3月をもとに作成
※鱗屑とは、角質細胞が皮膚にはがれかかった状態で付着しているもの

🞢 感染経路別の予防策

　感染を広げないためには、感染経路を遮断することが重要です。感染

症が疑われる利用者の居室を個室に移動してもらう、咳が続いている利用者にマスクをしてもらう、ノロウイルスによる胃腸炎で下痢をしている利用者の排泄物を適切に処理するなど、感染経路に応じた対策を実施します。適切な感染経路別の予防策を速やかに行なうことは、とても重要です。

〈接触感染予防策〉
①利用者は原則として個室に隔離しますが、個室へ隔離できない場合は、同じ感染症の利用者を同じ部屋で隔離（集団隔離）します
②嘔吐物や排泄物などに接触した物や環境を介して利用者に感染するため、体温計や血圧計、聴診器などの医療器具は、できるだけ利用者専用とします。利用者専用にするのがむずかしい場合は、ほかの利用者に使用する前に必ず洗浄・消毒します
③利用者に直接触れるケアの場面で介護職が感染するリスクがあり、介護職の手指を介して感染が広がるおそれがあるため、ケアを行なうときは使い捨ての手袋を着用します
④おむつ交換、入浴介助、体位変換など利用者と密着するケアのときは、防水性のある使い捨てのエプロンやガウンを着用します

NG！
・目で見える汚れがないからという理由で、手袋やエプロンを変えずに他の利用者のケアを行なってはいけません

〈飛沫感染予防策〉
①利用者は原則として個室に隔離しますが、個室へ隔離できない場合は、同じ感染症の利用者を同じ部屋で隔離（集団隔離）します
②咳やくしゃみで飛散した飛沫粒子は、半径1m以内の床に落下し、空中に浮遊し続けることはないといわれています。そのため、集団隔離の場合は、ベッドの間隔を2m以上あけます
③ケアを行なうときは、マスクを着用します。利用者が他の場所に移動するときなどは、その利用者にマスクを着用させます

〈空気感染予防策〉

①咳やくしゃみで飛散した飛沫核は、空中に浮遊し続けて空気の流れで飛散しますので、飛沫核が部屋の外に出ない空調設備のある個室に隔離が必要となります

②病院に移送するまでの間は、ほかの利用者や介護職への感染を防ぐために個室に隔離し、部屋のドアは閉めておきます。そして、免疫のない介護職は利用者の部屋に入らないようにします

③ケアを行なうときは、微小のウイルスの吸入を防げる高性能マスク（N95マスクなど）を着用します

④利用者が他の場所に移動するときなどは、その利用者にマスクを着用させます

> **POINT！**
> ・感染症発生時には、医療職と連携して迅速に対応しましょう

標準予防策の基本

標準予防策（スタンダード・プリコーション） とは、感染の有無に関係なく、すべての利用者に対して行なう標準的な感染予防策です。これは、「すべての人の血液、体液、分泌物、排泄物、傷のある皮膚、粘膜などは、感染の危険性があるものとして対応する」という考え方です。

具体的な内容としては、①手洗い、②防護用具（手袋、マスク、ゴーグル、エプロン、ガウン）の使用、③ケアに使用した器具の洗浄・消毒、④環境整備、⑤咳エチケットなどがあります。

● 手洗いと防護用具を使用すべき状況

状況	対応方法
・血液、体液、分泌液、嘔吐物、排泄物などに触れるとき ・傷に触れるとき	手袋を着用し、手袋を外したあとは直ちに手洗いをする
・血液、体液、分泌液、嘔吐物、排泄物などに触れてしまったとき	手洗いをして、必ず手指消毒をする
・血液、体液、分泌液、嘔吐物、排泄物などが飛び散り、目、鼻、口を汚染するおそれがあるとき	マスク、必要に応じてゴーグルやフェイスマスクを着用する
・血液、体液、分泌液、嘔吐物、排泄物などで衣服が汚れるおそれがあるとき	使い捨てのプラスチックエプロンやガウンを着用する

出典：厚生労働省「高齢者介護施設における感染対策マニュアル」平成25年３月をもとに作成

手洗いは最も有効な感染対策

手洗いで、手指に付着した病原体を取り除くことにより、感染を防止することができます。また、手洗いによって手指を介した感染を防ぐこ

とができます。このように手洗いは、感染対策の基本であり、最も有効な方法です。介護職は、正しい手洗いの方法を身につけましょう。

手洗いは「1ケアごと」に、「ケアの前後」に行なうことが基本です。手を見て汚れていないと思っていても病原菌が付着しているため、手洗いをせずにケアをしたことが感染の要因になります。「1ケアごとに1手洗い」と「ケアの前後に手洗い」を必ず実践しましょう。

〈手洗いの種類〉

手洗いには、「石けんと流水による手洗い」と「消毒薬による手洗い」があります。排泄物や嘔吐物で手指が汚れた場合は、流水による手洗いをします。いずれも正しい方法で手洗いをしないと、病原体を除去することはできません。それぞれの手洗いのポイントを理解し、効果的に感染を防ぎましょう。

石けんと流水による手洗い	基本的な手洗いの方法。手指の汚れと病原体を除去する
消毒薬による手指消毒	流水の設備がない場合や感染している利用者、感染しやすい状態の利用者にケアを行なうときに消毒薬を用いて行なう方法

🏥 手洗いの準備と手順のポイント

手洗いで大切なのは、洗い残しがなく、手指全体の汚れや病原体を除去することです。手洗いの方法や使用する石けん、タオルなどによっては、手洗いの効果がなくなることがあります。効果的な手洗いをするために、準備から手順までのポイントを解説します。

〈手洗いの準備のポイント〉
①指の間や手首まで洗うため、腕時計や指輪を外します
②長袖の場合は、手首まで洗えるように袖口をまくります
③使い捨てのペーパータオルを用意します。濡れたタオルは細菌の温床となるため、布のタオルを共有してはいけません

④複数の人が触れる固形の石けんは使わず、液体せっけんを使います

〈手洗いのポイント〉
①手洗いは、30秒以上かけてゆっくり洗います
②指先や爪の間、指の間は洗い残しの頻度が高い部位です。この部位の洗い残しがないように意識して手洗いをします
③水道栓は洗った手で止めるのではなく、手を拭いたペーパータオルなどで止めます
④洗ったあとは、使い捨てのペーパータオルで手を拭き、完全に乾燥させます

POINT！
・手が荒れると、細菌がつきやすくなり、感染源になります
・手洗いのあとのスキンケアも忘れずに

● 手洗いの方法

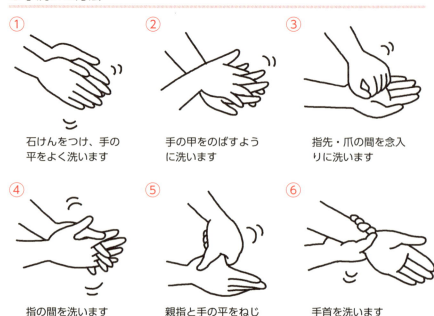

① 石けんをつけ、手の平をよく洗います
② 手の甲をのばすように洗います
③ 指先・爪の間を念入りに洗います
④ 指の間を洗います
⑤ 親指と手の平をねじり洗いします
⑥ 手首を洗います

● 洗い残しが多い部位

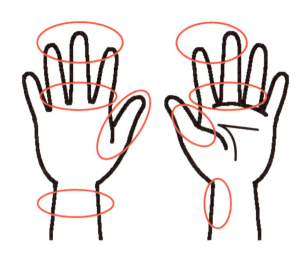

🩹 手指消毒の準備と手順のポイント

　流水の設備が必要なく簡便なため、アルコール含有の速乾式消毒薬が普及しています。しかし使い方によっては、十分な効果を得られないことがあります。効果的に手指消毒をするための準備から手順までのポイントを説明します。

〈手指消毒の準備のポイント〉
①手が汚れていないか確認します。汚れている場合は、石けんと流水で手洗いをします
②手が濡れた状態で使用すると、消毒薬の濃度が薄くなり十分な効果が得られません。手指消毒の前に手を十分に乾燥させます

〈手指消毒のポイント〉
①消毒薬は規定量を手に取り、最初に両手の指先に消毒薬を擦り込みます
②流水による手洗いと同様、洗い残しの多い部位を意識しながら擦り込みます

③消毒薬を十分に乾燥させます

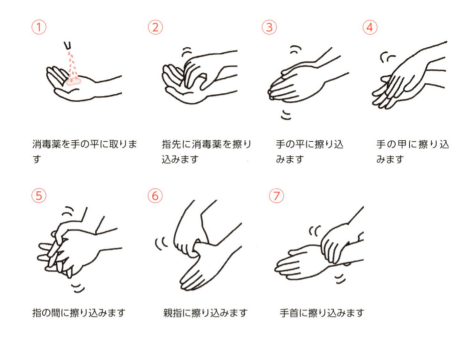

消毒薬を手の平に取ります
指先に消毒薬を擦り込みます
手の平に擦り込みます
手の甲に擦り込みます
指の間に擦り込みます
親指に擦り込みます
手首に擦り込みます

〈手荒れ予防対策のポイント〉

　手洗いを頻繁にすると、皮膚の脂質や水分が表皮から奪われ、手が荒れます。手荒れの部分に細菌が定着し、感染の危険性が増えますので、日ごろから手荒れ予防を心がけましょう。
①手荒れや傷があるときは、手袋を着用します
②刺激の少ない石けん、または手指消毒薬を使用します
③皮質の除去につながる温水の使用は避けます
④十分な水で、石けんの化学成分を完全に洗い流します
⑤ペーパータオルでやさしく水分を吸い取り、完全に手指を乾燥させます
⑥日ごろから保湿効果のあるローションやクリームでハンドケアを行ないます

手袋とマスクの正しい使い方

手袋の正しい使用法と注意点

手袋は、血液、体液、排泄物などに触れる可能性がある場合に使用します。接触感染のリスクを減らすためで、最も一般的な防護用具です。ここでは、正しい使い方と注意点について説明します。

①手袋に小さな穴が開いていないか確認します
・手袋を着用する前に、手袋の破損を確認しましょう
・手袋を外したあとは必ず手洗いをしましょう

②手袋は1ケアごとに交換します
・同じ利用者のケアを続けて行なう場合でも、1つのケアが終わったら手袋を外し、手洗いをします。次のケアを行なうときには新しい手袋を使用します

③自分の手のサイズに合ったものを選択します。大きすぎるとケアのときに外れてしまいます。また、小さすぎると手袋が破損することがあります

④長時間使用していて汗をかいた場合は、交換します

> **NG！**
> ・使用した手袋をポケットに入れる
> ・使用した手袋を再利用する
> ・手袋を外したあとに、「汚れていないから」と手洗いをしない
> ・使用した手袋で別の利用者のケアをする
> ・使用した手袋をつけたまま物品やドアなどを触る

〈手袋の外し方〉

　使用した手袋には病原体が付着しているため、使用した手袋自体が感染源となります。手袋の正しい外し方は、感染を防ぐためにとても重要です。

● 手袋の外し方の手順

①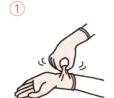
手首に近いふちの外側をつかみます

②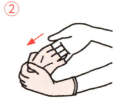
手袋の内側が表になるように外します

③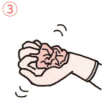
手袋を着用した手で、外した手袋をにぎります

④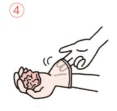
手袋の手首の内側に指を入れます

⑤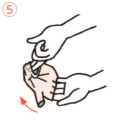
にぎっている手袋に覆いかぶせるように、内側が表になるように外します

⑥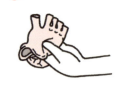
廃棄し、手洗いまたは手指消毒をします

POINT!
- 手袋の外側に触れないように外します
- 手袋を裏返しながら外すことで、汚れているところを内側に閉じ込めます
- 手袋を外したら、すぐに廃棄物専門容器に捨てます
- 手袋を外したら、すぐに手洗いをします

マスクの正しい使用法と注意点

　病原体が、鼻や口腔に侵入するのを防ぐためにマスクを使用します。マスクも正しく使うことで効果があります。

● マスクの着用方法

①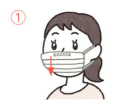

ヒダが下方向、ノーズピースが上になるように装着します

②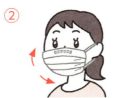

あごまで覆うようにヒダをのばします

③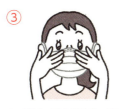

ノーズピースを押さえ、鼻の形に合わせます

④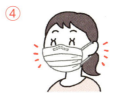

口・鼻が覆われ、ほおなどにすき間がないようにします

NG！
- 鼻の横にすきまがある
- 口だけを覆い、鼻は出ている
- 着用していたマスクをあごにかける

〈注意点〉
①同じマスクを繰り返し使用してはいけません
②着用しているマスクの表面には病原体が付着しているので、触ってはいけません。マスクを外すときは、耳にかけているゴムの部分を持ち、そのまま廃棄します
③マスクの着用前後には手洗い、または手指消毒をしましょう

嘔吐物・排泄物の処理のしかた

嘔吐物や排泄物は感染源となるため、素早く適切に処理することが感染を広げないために重要です。

①手袋・ビニールエプロン・マスクを着用する
手袋・ビニールエプロン・マスクなどの防護用具は、介護職の感染防止と感染の拡大防止のために着用します。処理が終わったあとは、必ず手洗いとうがいをします。

②速やかに拭き取る
嘔吐物や排泄物を乾燥させてはいけません。乾燥すると病原体が空中に飛散し、感染が広がります。嘔吐物や排泄物の処理の基本は、気づいたらすぐに処理することです。

③利用者の立ち入りを制限する
感染を拡大させないために、職員以外は立ち入らないようにします。

④十分な換気をする
室内に病原体を滞留させないために、嘔吐物や汚物等の処理時とその後は、窓を開けて室内に新鮮な空気を入れて換気します。

⑤適切な濃度の消毒液を使用する
拭き取りや消毒の際、0.5％の次亜塩素酸ナトリウムを使います。0.5％の消毒液をつくるには、原液の濃度によって使用する原液の量が変わってきます。市販の塩素系消毒剤の濃度は、必ず確認しましょう。

⑥広範囲に拭き取る
嘔吐物などは、広範囲に飛散し、周囲の壁やテーブルなどに付着していることがあります。また、病原体は高く舞い上がるため、広範囲に拭き取り、感染源をしっかり取り除きましょう。

> **POINT!**
> ・迅速に処理ができるように、汚物処理用のキットを用意しておきましょう。職員全員が配置場所を確認しておくことが大切です

消毒と滅菌のちがい

これまでの説明のなかで「消毒」という言葉が出てきました。気管カニューレ内の喀痰吸引では「滅菌」という言葉が使われます。感染対策を行なううえで、これらのちがいについて理解することも大切です。また、医療的ケアは感染のリスクが大きい行為です。感染を防止するためには、医療における「清潔」についての考え方も理解しておきましょう。

● 消毒・滅菌の意味

消毒	微生物の感染性をなくすか、数を減少させる
滅菌	すべての微生物を死滅させるか、完全に除去する

※いずれも汚れを洗い落とした状態でなければ、効果が得られません

〈清潔と不潔についての考え方〉
医療で使われる「清潔」という言葉は、滅菌または消毒をして微生物をほぼ死滅させた「無菌」状態のことです。「不潔」は滅菌または消毒されていない状態のことで、一般的に使われる「汚い」「汚れている」ということではありません。

・例1）手洗いをした手は「清潔」ですが、蛇口は「不潔」です。手洗いをした手が蛇口に触れたら、その手指は「不潔」になります
・例2）滅菌された「ガーゼ」は清潔ですが、滅菌・消毒していない手で触れたら、そのガーゼは「不潔」です

▶5-6 介護現場に多く見られる感染症とその対応①

食中毒

　介護現場で多く見られる感染症をいくつか取り上げ、その症状や経過などの特徴と感染対策のポイントを整理しました。

🞢 食中毒の特徴

　食中毒とは、有毒な微生物や化学物質などをふくんだ食べ物や飲み物の摂取で引き起こされる下痢や腹痛、発熱、吐気などをともなう健康障害のことです。その原因により、細菌性食中毒、ウイルス性食中毒、自然毒食中毒、化学性食中毒に分類されます。

　高齢者は味覚や嗅覚などが低下しているため、食べ物が腐っていることに気づかず食べてしまうことがあります。また、食事の配膳や介助が原因になることもあります。

　このように介護現場では、細菌やウイルスによる食中毒が発生する可能性があります。抵抗力の低下している高齢者の場合は、下痢や嘔吐、発熱により脱水症状となり、時には命にも関わることがあります。介護職は、食中毒の予防に努めましょう。

● 食中毒の主な原因

種類	病原体
細菌性食中毒	サルモネラ、腸炎ビブリオ、病原大腸菌、ブドウ球菌、ボツリヌス菌、腸管出血性大腸菌、コレラ菌、赤痢菌、チフス菌など
ウイルス性食中毒	ノロウイルスなど
自然毒食中毒	ふぐ、毒キノコなど
化学性食中毒	化学物質、有毒性金属など

出典：厚生労働省HP「食中毒」(http://www.mhlw.go.jp/stf/seisakunitsuite/bunya/kenkou_iryou/shokuhin/syokuchu/index.html) をもとに作成

〈食中毒予防の三原則〉

　食中毒の予防は、細菌などを食べ物に「つけない」、食べ物に付着した細菌を「増やさない」、食べ物や調理器具に付着した細菌やウイルスを「殺す」の3つが原則となります。

● 食中毒予防の三原則

菌をつけない	・手洗いを徹底する（調理前後、食事前、排泄のあと、生鮮食品や卵を触ったあと） ・食材を十分に洗浄する ・手に傷がある場合は手袋を着用し、直接食品に触れない ・調理をする場所を清潔に保つ
菌を増やさない	・調理後はなるべく早く食べる ・食品を保存するときは、冷ましてから冷蔵庫で保存する
菌を殺す	・食品は十分に加熱する（中心温度が75℃で1分間以上、ノロウイルスのおそれがあるものは85℃で1分間以上） ・電子レンジの場合、熱の伝わりにくいものは時々かき混ぜ、内部に熱が十分に行き渡るように加熱する ・包丁、まな板、ふきんなどの洗浄・乾燥を徹底する ・生鮮食品を扱ったあとは、まな板や包丁を熱湯をかけて殺菌する

出典：厚生労働省「高齢者介護施設における感染対策マニュアル」平成25年3月、厚生労働省パンフレット「家庭でできる食中毒予防の6つのポイント」をもとに作成

▶5-7　介護現場に多く見られる感染症とその対応②

ノロウイルス（感染性胃腸炎）

　ノロウイルスは、冬季に流行する「感染性胃腸炎」の主要な原因といわれています。感染力が強く、集団感染を起こすおそれがあります。

〈症状〉
①潜伏期間は1〜2日で、主な症状は、吐き気、嘔吐、腹痛、下痢、発熱などです
②抵抗力が低下している高齢者では重症化することがあります
③症状が治まっても、2〜3週間は便にウイルスが排出されることがあります

〈感染経路〉
①ノロウイルスに汚染された貝類（牡蠣などの二枚貝）をナマ、あるいは十分に加熱しないで食べたことにより感染します
※ノロウイルスは85℃以上で1分間の加熱を行なえば感染性がなくなります
②介護現場では、感染者の嘔吐物や便に触れた手指を介して二次感染を起こすことが多いです
③感染者が触れた手すりやドアノブ、水道の蛇口などから二次感染を起こすことがあります
④嘔吐物の処理が遅れ、乾燥して空気中に飛散したものを吸い込み感染するともいわれています

〈予防策〉
①排泄ケアの前後、食事の配膳前や食事介助の前後、嘔吐物の処理のあとの手洗いを徹底します
②調理担当者や配膳をする介護職は、食中毒予防の原則を守ります

〈発生時の対応〉

①アルコールによる消毒の効果は弱いため、アルコール擦式消毒薬による手指消毒は効果がありません。ケアのあとは、流水と液体せっけんで手洗いをしましょう

②嘔吐物や排泄物の処理は素早く確実に行ないます。処理用キットの常備や処理方法を覚えるなど、日ごろの準備が大切です（5−5「嘔吐物・排泄物の処理のしかた」を参照）

③感染者の近くにいた利用者や、嘔吐物に触れた可能性のある職員や利用者は、潜伏期の48時間は体調を観察しましょう

④接触感染予防策を行ないます。医療職と協力して迅速に対応しましょう（詳しくは、178ページを参照）

⑤施設内の清掃の際、蛇口、ドアノブ、壁、手すり、スイッチ、車いすなど多くの人が触れる物にはウイルスが付着している可能性があるので、次亜塩素酸ナトリウムで消毒します

⑥嘔吐物が付着した食器類を下膳する場合は、厨房に戻す前に、食後すぐに次亜塩素酸ナトリウム液に十分浸し、消毒します

5-8　介護現場に多く見られる感染症とその対応③

腸管出血性大腸菌感染症（O157 など）

　大腸菌は、人の大腸に存在していて通常は無害です。**腸管出血性大腸菌**は、ベロ毒素を出す大腸菌で、O157、O26、O104、O111 などの種類があります。少量の菌でも感染するため、入所施設など集団生活の場では二次感染を防ぐことが重要です。

〈症状〉
　潜伏期間は3〜5日です。症状は、激しい腹痛と水様便と血便です。

〈感染経路〉
①菌が付着した食べ物を食べることにより感染します
②感染者の便に触れたり、菌が付着したドアノブや便座などを触ったりした手が口に入ることにより感染します

〈予防策〉
①排便後や食事の前の手洗いを徹底します
②調理担当者や配膳をする介護職は、食中毒予防の三原則を守ります

〈発生時の対応〉
①できるだけ早く医療機関を受診します
②排便後や食事の前の手洗いを徹底します
③接触感染予防策を実施します

▶5-9　介護現場に多く見られる感染症とその対応④

疥癬

疥癬（かいせん）は、ヒゼンダニが人の皮膚に寄生して起こる皮膚病で、通常疥癬と角化型疥癬（痂皮型疥癬・ノルウェー疥癬）があります。角化型疥癬は感染力が強いため、集団感染を起こす可能性があります。ヒゼンダニは熱に弱く、50℃で10分の加熱で死滅するといわれています。また、人の皮膚から離れたら短時間で死滅します。

〈症状〉
①腹部、胸部、大腿内側、陰部などの皮膚に、赤い乾燥した発疹があり激しいかゆみをともないます
②手の平、指の皮膚の角層にトンネル（疥癬トンネル）を掘るため、細い線状の溝が見られます
③角化型疥癬は、手足や臀部（でんぶ）などに灰色や黄白色でざらざらとした牡蠣殻のような痂皮ができます

〈感染経路〉
①皮膚に直接的に接触することで感染します
②衣類やリネンなどについたダニに接触することで感染します

〈予防策〉
①早期発見
・入浴や更衣のときに皮膚の状態を観察して早期発見に努めます
・乾燥した皮膚の赤い盛り上がりや疥癬トンネルを見つけたら、医療職に報告します。疥癬が疑われる場合は、直ちに皮膚科医の診察を受けてもらいましょう
②ダニの駆除
・入浴や清拭（せいしき）により皮膚の清潔を保ちます

- 衣類やリネン類は熱水で洗濯します
- 布団なども定期的に日光消毒、もしくは乾燥させます
- 居室内の清掃と整理整頓を徹底します

③手洗いの励行
　介護職の感染予防のために手洗いを励行しましょう

〈発生時の対応〉

　通常疥癬では、「標準予防策」を行ないます。角化型疥癬は集団感染を引き起こすおそれがあるため、個室に隔離する必要があります。そのほか、感染を拡大させないために次のような対応をします。

①手袋、使い捨てのガウンを着用します
②入浴ができる利用者は、毎日入浴してもらいます。入浴ができない場合は、毎日清拭をします
③衣類やリネンは毎日交換します
- 使用したリネンはビニール袋に入れ、しっかりと口をしめ、2～3日放置したあとに洗濯します
- ヒゼンダニを死滅させるために、50℃で10分間の熱湯消毒後、または普通に洗濯したあとで乾燥機にかけます

④布団や毛布は、日光消毒するか乾燥させます
⑤居室の清掃をするときも接触感染対策を必ず行ないます

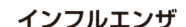

インフルエンザ

インフルエンザは、インフルエンザウイルスによる感染が原因で引き起こされる病気です。伝染性が非常に強いことから、集団感染が発生するおそれがあります。また高齢者は、肺炎や脳炎などをともなうなど重症化しやすいため、感染対策がとても重要です。

〈症状〉
①潜伏期間は通常1日～3日で、発症の前日から発病後3日ほどまで感染力が特に強いといわれています
②38℃以上の急な発熱、頭痛、腰痛、筋肉痛、関節痛、全身倦怠感などの全身症状が強く出ます

〈感染経路〉
①咳やくしゃみ、会話などで唾液や喀痰が空中に飛散した飛沫粒子を吸い込むことで感染します
②咳やくしゃみ、鼻水などにふくまれたウイルスが付着した手で触れたドアノブやスイッチなどを別の人が触れ、その手で自分の眼や口や鼻を触ることによって感染が起こります

〈予防策〉
感染防止の基本は、インフルエンザウイルスを施設内に持ち込まないことです。そのため、地域での流行状況に関する情報を確認しておくことが、感染対策をするうえで大切です。また、施設の特性に応じた感染対策を検討し、マニュアルの作成と周知徹底しておくことが重要です。

〈感染予防のポイント〉
・手洗いとうがいを励行する

- 利用者と職員は予防接種を受ける
- 咳をしている人には、咳エチケットを指導する
- 面会者やボランティア等の健康状態の把握とそれに応じた対応をする
- 施設内の衛生管理と加湿器等の整備を行なう

※咳エチケット
・咳やくしゃみをするときは、ティッシュなどで口と鼻を覆い、他の人から顔をそらす
・使用したティッシュは、すぐ蓋つきのゴミ箱に捨てる
・咳やくしゃみが出るときは、マスクを着用する
・咳やくしゃみを押さえた手、鼻をかんだ手は、すぐに石けんで洗う

〈発生時の対応〉

　手洗い、うがいなどの標準予防策に加え、飛沫感染予防策を実施します（詳しくは、178ページを参照）。

①発症者はできる限り個室に隔離します。複数の利用者にインフルエンザの疑いがあり、個室が足りない場合は、同じ症状の利用者を同室にします

②咳をするときは、ティッシュペーパーなどで口を覆うか、マスクを着用し、他の人から距離をおきます。口を覆ったあとや痰を扱ったあとは、手洗いをします

③発症者のケアを行なうときはマスクを必ず着用します。ケアのあとは、手洗いを行ないます

▶ 5 - 11　　　介護現場に多く見られる感染症とその対応⑥

MRSA（メチシリン耐性黄色ブドウ球菌）感染症

　MRSAはMethicillin‐resistant Staphylococcus aureus（メチシリン耐性黄色ブドウ球菌）の頭文字を取ったもので、メチシリンなどの抗生物質が効きにくい黄色ブドウ球菌です。健康であれば、特に症状が出ることはありません。大きな手術や病気などで抵抗力が低下している場合に発症し、重症化する場合があります。介護施設などで通常の生活を送るうえでは、菌を持っているが感染症を発症していない人（保菌者）を隔離する必要はないといわれています。

〈感染経路〉
　保菌者や感染者の唾液、喀痰、膿、便などに直接接触して感染する場合と、ケアで汚染された介護職の手指を媒介にして感染する場合があります。

〈MRSAによる主な感染症〉
　肺炎、敗血症、腸炎、髄膜炎など。

〈感染対策〉
①ケアのときの手洗いを励行します
②MRSAが検出されている排泄物を扱うときは、手袋やエプロンの着用と手指消毒を徹底します
③感染者は、接触感染予防策を実施します

▶ 5 - 12　　　　介護現場に多く見られる感染症とその対応⑦

結核

　結核は、結核菌により引き起こされる感染症です。結核菌に感染した場合、必ずしもすぐに発症するわけではありません。体力の低下や他の病気によって免疫力が低下し、抵抗力が落ちたときに結核菌が活動を始め、発症する可能性があります。

　若いころに結核に感染した利用者は、長期間眠っていた結核菌が、何十年も経って抵抗力が低下したときに再び発症することもあるので注意が必要です。肺で結核菌が増えて発症することが多いのですが、抵抗力が低下していると、腎臓、骨、脳など全身に影響を及ぼすことがあります。

〈感染経路〉

　感染者の咳やくしゃみで飛散した結核菌を吸い込むことによって感染します。

〈症状〉

①咳や痰などの呼吸器症状が見られます。咳が2週間以上続く場合は、注意が必要です

②発熱、寝汗、倦怠感、体重減少などの全身症状が見られます。高齢者の場合は、食欲不振や倦怠感が主となることがあります

〈感染対策〉

①上記の症状がある場合には、早めに受診させましょう

②検査を行なった場合は、結果が出るまで介護職はＮ95マスクを着用し、利用者にもマスクを着用してもらい、可能な限り利用者を個室に移します

③結核感染者が発生した場合は、保健所の指示に従います

介護職自身の感染予防

　介護職は、ケアを通して感染源に触れる機会が多く、感染のリスクがあります。まずは、介護職自身が感染者にならないように気をつけましょう。介護職が感染した場合は、感染の媒介者となってしまいます。介護職が感染者・媒介者にならないために、介護職自身の感染予防に努めましょう。

標準予防策の徹底

　感染者・媒介者にならないために、「1ケア1手洗い」を徹底しましょう。また、手袋やマスクを着用しただけでは、感染から身を守ることはできません。正しい使い方を身につけて実践しましょう。

介護職の健康管理

　健康管理では、規則正しい生活をすることが大切です。しかし交代制勤務の場合は、生活が不規則になりがちです。睡眠や休息を取って、疲れをためないようにしたり、栄養バランスのよい食事を心がけましょう。仕事とプライベートの切り替えをし、ストレスをためないことも抵抗力を高めることにつながります。また、定期的に健康診断を受け、健康状態を把握しておくことも大切です。

　発熱や腹痛、吐き気などの症状があるときは、感染症の可能性があります。このような状態で出勤すると、感染源を持ち込むことになります。発熱などの症状がある場合は速やかに上司に報告し、医療機関で受診し、診断を受けましょう。

さくいん

ＡＢＣ

AED（自動体外式除細動器）………… 96
MRSA（メチシリン耐性黄色ブドウ球菌）
……………………………………… 199

あ

圧迫止血法……………………… 119
アルツハイマー型認知症 ………… 50
胃………………………………… 21
意識障害………………………… 103
一次救命処置…………………… 93
一次性変形性関節症 …………… 76
一過性脳虚血発作 ……………… 40
一包化された内服薬…………… 147
医療的ケア……………………… 132
胃ろう経管栄養………………… 166
インフルエンザ………………… 197
右心不全………………………… 56
うつ病…………………………… 80
運動器…………………………… 30
嘔吐……………………………… 109
嘔吐物・排泄物の処理………… 188

か

疥癬……………………………… 195
咳嗽反射………………………… 18
回復体位………………………… 98
喀痰吸引………………………… 163
拡張期血圧……………………… 88
ガス交換………………………… 15
喀血……………………………… 112
家庭血圧………………………… 58

仮面高血圧……………………… 58
感音性難聴……………………… 28
感覚器…………………………… 27
感覚記憶………………………… 34
間歇性跛行……………………… 78
感受性宿主……………………… 172
感情失禁………………………… 51
間接圧迫止血法………………… 119
関節リウマチ…………………… 74
感染……………………………… 170
感染経路………………………… 172
感染源…………………………… 172
感染症…………………………… 171
感染対策の３原則……………… 174
肝臓……………………………… 23
浣腸……………………………… 150
気管支喘息……………………… 64
起座位・座位…………………… 100
器質的口腔ケア………………… 154
機能的口腔ケア………………… 154
救急車の要請…………………… 91
急性心不全……………………… 56
胸骨圧迫（心臓マッサージ）…… 95
狭心症…………………………… 54
胸痛……………………………… 107
虚血性心疾患…………………… 54
切り傷、擦り傷の処置………… 139
起立性低血圧…………………… 45
空気感染予防策………………… 179
口すぼめ呼吸…………………… 66
くも膜下出血…………………… 41
経管栄養………………………… 166
経鼻経管栄養…………………… 166
下血……………………………… 112
血圧測定………………………… 138

結核	200
血管	15
結晶性知能	32
見当識障害	47
口腔	20
口腔ケア	154
高血圧症	58
誤嚥	123
誤嚥性肺炎	62
呼吸器	17
呼吸困難	105
骨折	121
骨粗鬆症	72

さ

最大心拍数	16
左心不全	56
坐薬	149
耳垢	157
耳垢栓塞	158
自己導尿	159
死戦期呼吸	93
膝屈曲位	99
失語	47
失行	47
実行機能障害	47
失認	47
湿布	142
収縮期血圧	88
周辺症状（行動・心理症状：BPSD）	47
出血	118
循環器	15
消化管	19
消化器	19
小腸	22
消毒	189
食中毒	190

食道	20
ショック体位（足側高位）	101
心筋	15
心筋梗塞	54
人工呼吸	96
診察室血圧	58
腎臓	24
心不全	56
頭痛	106
ストマ	160
ストマ装具	160
清潔	189
生理的老化	13
咳エチケット	198
脊柱管狭窄症	78
接触感染予防策	178
前頭側頭型認知症（ピック病）	51
せん妄状態	46

た

体液	14
体温測定	134
体循環	15
大腸	22
短期記憶	34
窒息	123
中核症状	47
腸管出血性大腸菌	194
長期記憶	34
腸ろう経管栄養	166
チョークサイン	123
直接圧迫止血法	119
爪切り	152
手洗い	180
低血糖発作	71
溺水	129
点眼薬	144

転倒・転落	116
糖尿病	67
糖尿病性神経障害	68
糖尿病性腎症	69
糖尿病網膜症	69
頭部後屈顎先挙上法	94
特定行為	163
吐血	112

な

軟膏	140
二次性高血圧	59
二次性変形性関節症	76
認知機能	32
認知症	46
熱中症	113
脳血管疾患	39
脳血管性認知症	51
脳血栓	40
脳梗塞	40
脳出血	41
脳塞栓	40
脳卒中	39
ノロウイルス	192

は

パーキンソン病	44
肺炎	61
肺循環	15
バイタルサイン	85
背部叩打法	124
ハイムリック法	125
廃用症候群	36
白衣高血圧	58
発熱	110
鼻血	111

パルスオキシメーター	136
半座位（ファーラー位）	99
鼻腔粘膜への薬剤噴霧	146
飛沫感染予防策	178
標準予防策（スタンダード・プリコーション）	174、180
病的老化	13
腹痛	108
不潔	189
不顕性誤嚥	62
不整脈	86
噴門	21
変形性関節症	76
保菌者	171
ホメオスタシス	35
本態性高血圧	59

ま

慢性心不全	56
慢性閉塞性肺疾患（COPD）	65
無痛性心筋梗塞	54
滅菌	189
物忘れ	46

や

やけど（熱傷）	126
幽門	21
腰部脊柱管狭窄症	78

ら

流動性知能	32
レビー小体型認知症	50
老人性難聴	28

主な参考文献・ウェブサイト

- 『老年看護学概論・老年保健』鎌田ケイ子・川原礼子編、メヂカルフレンド社
- 『老年医学への招待』中村重信・三森康世、南山堂
- 『高齢者の解剖生理学』野溝明子、秀和システム
- 『図解・症状からみる老いと病気とからだ』高橋龍太郎、中央法規出版
- 『高齢者の理解とケア』芦川和高編、学研メディカル秀潤社
- 『介護福祉総論 改訂版』井上千津子・上之園佳子・田中由紀子・尾台安子編著、第一法規
- 『介護職員初任者研修 DVD 付』初任者研修テキストブック編集委員会編、田中由紀子・住居広士・鈴木眞理子・島津淳・小林一郎監修、ミネルヴァ書房
- 『介護福祉士養成テキストブック 介護の基本』井上千津子監修・編、澤田信子・白澤政和・本間昭監修、ミネルヴァ書房
- 『栄養士・介護福祉士のための解剖生理学』雨宮浩編、メディカルレビュー社
- 「食生活改善指導担当者テキスト」厚生労働省
- 「シンプル呼吸リハビリテーションマニュアル - Ver.2 - 」千住秀明監修、独立行政法人環境再生保全機構
- 「健康づくりのための運動指針 2006」運動所要量・運動指針の策定検討会、厚生労働省
- 「平成 22 年度リウマチ・アレルギー相談員養成研修会テキスト」厚生労働省
- 「わかりやすい病気のはなしシリーズ7 慢性気管支炎・肺気腫」一般社団法人日本臨床内科医会学術部編、一般社団法人日本臨床内科医会
- 『高血圧治療ガイドライン 2014』日本高血圧学会血圧治療ガイドライン作成委員会編、特定非営利活動法人日本高血圧学会
- 『認知症 正しい知識と最新治療・効果的なケア』高野喜久雄、言視社
- 『認知症ケアと予防の基本』西谷達也、佐々木健監修、日本実業出版社
- 国立循環器病研究センター 循環器病情報サービス「脳卒中予防の秘けつ（改訂版）」
  http://www.ncvc.go.jp/cvdinfo/pamphlet/brain/pamph36.html
- 厚生労働省 e-ヘルスネット 「脳血管障害・脳卒中」
  https://www.e-healthnet.mhlw.go.jp/information/metabolic/m-05-006.html
- 国立循環器病研究センター 循環器病情報サービス「脳卒中」
  http://www.ncvc.go.jp/cvdinfo/disease/stroke.html
- 『認知症疾患治療ガイドライン 2010』日本神経学会監修、一般社団法人日本神経学会
- 『高齢者救急』岩田充永、医学書院

- 「JRC 蘇生ガイドライン 2015 オンライン版」一般社団法人日本蘇生協議会
- 「市民のための心肺蘇生」日本救急医学会　http://aed.jaam.jp/about_aed.html
- 「応急手当の基礎知識」総務省消防庁
- 「救急車を上手に使いましょう　救急車必要なのはどんなとき？」消防庁
- 「救命処置以外の応急手当」横浜市消防局
  http://www.city.yokohama.lg.jp/shobo/qq/teate/20130314173519.html
- 「熱中症環境保健マニュアル（2014 年 3 月改訂版）」環境省
- 『介護職員等実務者研修 (450 時間研修) テキスト　第 5 巻　医療的ケア』新田國夫・川村佐和子・上野桂子・黒沢貞夫・白井孝子編、中央法規出版
- 『はじめてのフィジカルアセスメント』横山美紀、メヂカルフレンド社
- 「熱傷に関する簡単な知識」一般社団法人熱傷学会 http://www.jsbi-burn.org/ippan/chishiki/outline.html
- 「小範囲熱傷」一般社団法人日本形成外科学会
  http://www.jsprs.or.jp/member/disease/trauma/trauma_02.html
- 「高齢者介護施設における感染対策マニュアル（平成 25 年 3 月）」厚生労働省
- 『イラストで理解する福祉現場の感染対策』東北感染制御ネットワークベストプラクティス部会・介護のための感染管理編集委員会編、賀来満夫監修、中央法規出版
- 『きちんと感染管理』全国社会福祉協議会編、辻明良監修、全国社会福祉協議会
- 「疥癬診療ガイドライン（第 2 版）」公益社団法人日本皮膚科学会
- 「インフルエンザ施設内感染予防の手引き　平成 25 年 11 月改定」厚生労働省
- 『教科書が教えてくれない介護職の医療的ケア 22 超入門』和田忠志、メディカ出版
- 『介護で使える！「医行為でない行為」がすぐできるイラスト学習帳』服部万里子監修、エクスナレッジ
- 『おさえておきたい介護スタッフができる医療行為』黒坂眞理子、井藤英喜監修、学研教育出版

関 弘子（せき ひろこ）
株式会社Leap研修事業部長。看護師、介護支援専門員、保健医療学修士、ケア教員講習会修了。看護師免許取得後、総合病院に看護師として勤務。その後、短期大学・専門学校にて看護基礎教育に従事し、老年看護学を担当。千葉県看護協会・国際医療福祉大学看護生涯学習センターおよび大学院にて看護管理者教育に従事し、研修の企画と講義を担当。総合病院や療養型病院にて看護師長、教育担当として人材育成に携わる。これらの臨床現場および教育現場での経験から、豊富な事例やエピソードを取り入れた研修で受講生から「わかりやすい」「現場で活かせる」と高い評価を得ている。

イザというときにあわてない！
介護職のための医学知識とケアのポイント
2016年5月20日　初版発行

著　者　関　弘子　©H.Seki 2016
発行者　吉田啓二
発行所　株式会社日本実業出版社　東京都文京区本郷3-2-12 〒113-0033
　　　　　　　　　　　　　　　　大阪市北区西天満6-8-1 〒530-0047
　　　　編集部 ☎03-3814-5651
　　　　営業部 ☎03-3814-5161　振　替　00170-1-25349
　　　　　　　　　　　　　　　　http://www.njg.co.jp/
印刷／厚徳社　製本／共栄社

この本の内容についてのお問合せは、書面かFAX（03-3818-2723）にてお願い致します。
落丁・乱丁本は、送料小社負担にて、お取り替え致します。
ISBN 978-4-534-05381-7　Printed in JAPAN

日本実業出版社の本

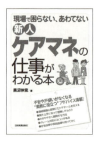

現場で困らない、あわてない
新人ケアマネの仕事がわかる本

黒沼伸宏　著
定価 本体 1800 円(税別)

ケアマネの責任は重く、知識はあっても経験が不足している新人は、何かと不安になることが多いもの。クレーム対応、関係機関との調整のポイントなど、現場で必要となる仕事のノウハウを伝授。

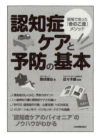

現場で培った「きのこ流」メソッド
認知症ケアと予防の基本

西谷達也　著
佐々木健　監修
定価 本体 1500 円(税別)

日本における認知症ケアのパイオニア「きのこグループ」のノウハウを完全紹介！　認知症のしくみの解説はもちろん、認知症ケアの代表的な手法の実践法、認知症予防など、現場で役立つ知識が満載です。

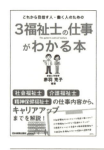

これから目指す人・働く人のための
3福祉士の仕事がわかる本

赤羽克子　編著
定価 本体 1500 円(税別)

社会福祉士、介護福祉士、精神保健福祉士の資格の取得方法から、職場ごとの仕事内容までを丁寧に解説！　キャリアアップとして取得可能な認定社会福祉士、認定介護福祉士なども紹介します。

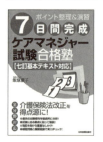

〈七訂基本テキスト対応〉
7日間完成　ケアマネジャー試験合格塾

飯塚慶子　著
定価 本体 1600 円(税別)

2015年施行の改正介護保険法に対応。解説を頻出事項だけにしぼり、「介護支援分野」と「保健医療福祉サービス分野」をそれぞれ3日間で学習。各日の終わりに確認問題と、7日目に模擬試験も用意しました。

定価変更の場合はご了承ください。